Die Typhusepidemie in Detmold

und

die Trinkwassertheorie.

Eine kritische Studie

von

Dr. Auerbach,

Arzt in Detmold.

Mit sieben Textabbildungen.

Sonderabdruck aus dem Journal für Gasbeleuchtung und Wasserversorgung.

München und **Berlin.**

Druck und Verlag von R. Oldenbourg.

1905.

Inhaltsverzeichnis.

Die Typhusepidemie in Detmold und die Trinkwassertheorie.

Eine kritische Studie von Dr. Auerbach.

Die Bekämpfung der epidemischen Krankheiten gehört zu den allerwichtigsten Aufgaben der medizinischen Wissenschaft, deren wirtschaftliche Bedeutung in dieser Beziehung nicht genug betont werden kann. Erfreulicherweise haben ja in den letzten Dezennien die Seuchen gegen früher einen deutlichen Rückgang gezeigt. Ob und wie weit dieser auf zielbewufstes Handeln der ärztlichen Wissenschaft zurückzuführen ist, mufs eine ferne Zukunft lehren. Vorläufig ist es wohl durchaus geboten, in der Wertabschätzung der medizinischen Kunst in dieser Beziehung die gröfste Vorsicht walten zu lassen.

Der Typhus abdominalis, von dem hier die Rede sein soll, hatte in den letzten zwei bis drei Dezennien ebenfalls an Bösartigkeit und Verbreitung viel verloren. Immerhin heifst es gewappnet sein für die Zukunft, zumal da die Krankheit, wenn nicht alles trügt, wieder seit einiger Zeit im Zunehmen begriffen ist. Um eine epidemische Krankheit mit Erfolg bekämpfen und verhüten zu können, ist die Kenntnis ihrer Ausbreitungsweise von gröfster Wichtigkeit.

Als Vermittler des epidemischen Typhus wird heutzutage mit so grofser Selbstverständlichkeit in den meisten Fällen das Wasser angesehen, dafs mancher Leser erstaunt sein wird, eine Untersuchung über diesen Gegenstand angekündigt zu sehen. Dennoch wage ich es, diese Frage noch einmal aufzurollen, selbst auf die Gefahr hin, mit der herrschenden Meinung in Widerspruch zu geraten. Veranlassung dazu gibt mir die schwere Typhusepidemie, von der die Stadt Detmold im Sommer 1904 heimgesucht wurde und die ich selber Gelegenheit hatte, von Anfang bis Ende mitzubeobachten.

Welchen wissenschaftlichen Standpunkt man aber auch einnehmen mag, die Detmolder Epidemie bietet Interessantes genug, dafs es sich lohnt, eine Beschreibung von ihr zu geben.

Das Material, welches dieser Arbeit zugrunde liegt, stammt aus den amtlichen Typhusakten des Magistrats. Die darunter befindlichen Listen über die Personalien, Wohnungen usw. der Kranken enthielten naturgemäfs zahlreiche Fehler. Einen Teil davon gelang es mir, meist in gemeinschaftlicher Arbeit mit dem hiesigen Kreisphysikus, Herrn Dr. Volkhausen, zu verbessern. Bei einer allerdings kleinen Zahl von Ungenauigkeiten war es aber weder mit Hilfe des Adrefsbuches, noch des Meldeamts, noch durch persönliche Erkundigung möglich, das Richtige zu erfahren. Solche Fehler werden sich bei einer gröfseren Epidemie wohl nirgends vermeiden lassen.

Über das Auftreten des Typhus in Detmold in früheren Jahren hat sich nur aufserordentlich wenig Sicheres feststellen lassen, da die vorhandenen Akten fast ganz versagten. Sicher ist, dafs der Typhus in Detmold stets endemisch geherrscht hat, wenn auch in den letzten Jahren mit geringer Intensität. Am Anfang der 80er Jahre des vorigen Jahrhunderts weisen jedoch die vorhandenen sehr mangelhaften Listen jährlich 30 bis 40 Fälle auf. Für die Zeit vor 1881 ist Schriftliches überhaupt nicht vorhanden. Es wissen sich jedoch noch eine ganze Anzahl älterer Bewohner zu entsinnen, dafs Anfang der 70er Jahre eine stärkere Typhusepidemie geherrscht hat, der besonders viel Militärpersonen zum Opfer gefallen sind, doch soll auch die Zivilbevölkerung schwer betroffen gewesen sein.

Die jetzige Epidemie begann nach der Meldeliste am 29. August 1904 mit 19 Fällen; vorher war am 23. August schon einer gemeldet worden, der aber sicher mit in die Epidemie hineingehört und nur besonders früh diagnostiziert war. Im Februar und März desselben Jahres waren, soweit sich feststellen liefs, die letzten Typhuserkrankungen in der Stadt vorgekommen; bei dem grofsen zeitlichen Zwischenraum ist also an einen kausalen Zusammenhang der Epidemie mit diesen Fällen nicht zu denken. Im Anfang scheuten sich die Ärzte natürlich, die gehäuft auftretenden fieberhaften Erkrankungen als Typhus anzusprechen, doch bald liefsen die klinischen Erscheinungen keinen Zweifel mehr übrig, mit welchem unheimlichen Gast wir es zu tun hatten; man fühlte es, dafs man schweren Zeiten entgegenging, doch wurden die schlimmsten Befürchtungen des gröfsten Pessimisten durch die Wirklichkeit übertroffen. Von der Gröfse des Unglücks kann sich nur der eine Vorstellung machen, der eine ähnliche Seuche miterlebt hat Wir Ärzte haben ihr Walten in doppelter Weise zu fühlen gehabt. Einmal wurden an unsere physischen Kräfte durch den Beruf Anforderungen von einer zeitweise unglaublichen Höhe gestellt, und zweitens wurden uns durch den Tod an der heimtückischen Krankheit zwei hochgeschätzte Kollegen im blühenden Mannesalter entrissen.

Statistik. Erkrankt sind nach der amtlichen Liste im ganzen 740 Zivilpersonen und 40 Soldaten; also zusammen 780 Personen oder bei einer Einwohnerzahl von rund 13000 Seelen 6% der Bevölkerung. Unter den Zivilpersonen befinden sich Statistik.

männliche 321 = 43,4%
weibliche 419 = 56,6%.

Unter den weiblichen Personen waren allein 85 oder 20,3% Dienstmädchen. Die oben angegebene Zahl von 780 Fällen entspricht aber längst nicht der Zahl der Typhuskranken, welche zu unserer Epidemie gehören. Es kommen noch hinzu diejenigen, welche leicht erkrankt waren und ärztliche Hilfe mieden, um nicht als typhuskrank angezeigt und möglicherweise ins Krankenhaus gebracht zu werden; ferner diejenigen, welche während der Epidemie Detmold subjektiv gesund, aber doch schon infiziert verliefsen und aufserhalb bald an Typhus erkrankten. Eine Reihe von solchen Personen sind hier bekannt geworden, aber doch längst nicht alle. Ferner gehören noch zu unserer Epidemie die Leute, welche bei den ersten Krankheitserscheinungen, meist ohne einen Arzt gefragt zu haben, trotz polizeilichen Verbots die Stadt verliefsen, um draufsen ihren Typhus durchzumachen. Schliefslich gehören hierher noch die Soldaten, welche auf dem Truppenübungsplatz »Senne« krank wurden, wohin das Militär bei Ausbruch der Epidemie ausgerückt war.

Rechnet man alle diese Fälle zu unseren 780 noch hinzu, so wird man sicherlich keinen grofsen Fehler begehen, wenn man die Gesamtzahl der Kranken auf 900 bis 1000 schätzt. Bei den nachfolgenden Betrachtungen können natürlich lediglich die 740 Fälle der offiziellen Liste zugrunde gelegt werden, da nur von ihnen Genaueres bekannt geworden ist.

Dem Alter nach gruppieren sich die Fälle in folgender Weise: Es erkrankten im Alter von

0 bis 6 Jahren	62 =	8,38 %
7 » 15 »	189 =	25,54 »
16 » 20 »	161 =	21,76 »
21 » 30 »	156 =	21,08 »
31 » 50 »	124 =	16,76 »
über 50 »	40 =	5,40 »
unbekannt	8 =	1,08 »

Das Kindesalter von 6 bis 15 Jahren war demnach am stärksten beteiligt, und zwar mit $^1/_4$ aller Fälle. Auf das Alter von 0 bis 20 Jahren kommt über die Hälfte aller Kranken. Im Gegensatz zu der sonst wohl verbreiteten Ansicht, dafs der Typhus eine Krankheit des mittleren Lebensalters ist, zeigt sich hier, dafs er ganz besonders die jugendlichen Personen befällt.

Nach Geschlechtern und Alter gesondert, geben die Fälle folgendes Bild: Es erkrankten im Alter von

	männlich		weiblich	
0 bis 6 Jahren	30 =	9,35 %	32 =	7,6 %
7 » 15 »	83 =	25,86 »	106 =	25,3 »
16 » 20 »	71 =	22,12 »	90 =	21,5 »
21 » 30 »	61 =	19,00 »	95 =	22,67 »
31 » 50 »	59 =	18,38 »	65 =	15,5 »
über 50 »	15 =	4,67 »	25 =	6,0 »
unbekannt	2 =	0,62 »	6 =	1,43 »

Die beiden Geschlechter sind also in den verschiedenen Lebensaltern annähernd gleich beteiligt.

Sterblichkeit. Gestorben sind von den 740 Kranken 54 = 7,3 %, und zwar 30 weibliche und 24 männliche. Es starben im Alter von Sterblichkeit.

0 bis 6 Jahren	. . . . 2 =	3,70 %
7 » 15 »	. . . . 8 =	14,82 »
16 » 20 »	. . . . 6 =	11,11 »
21 » 30 »	. . . . 15 =	27,78 »
31 » 50 »	. . . . 12 =	22,22 »
über 50 »	. . . . 9 =	16,67 »
unbekannt	. . . . . . 2 =	3,70 »

Die Krankheit scheint demnach für die kräftigsten Menschen im Alter von 20 bis 30 Jahren am gefährlichsten zu sein. Nach Geschlechtern gesondert starben im Alter von

	männlich	weiblich
0 bis 6 Jahren	0 = 0,0 %	2 = 6,7 %
7 » 15 »	4 = 16,67 »	4 = 13,3 »
16 » 20 »	2 = 8,33 »	4 = 13,3 »
21 » 30 »	5 = 20,83 »	10 = 33,3 »
31 » 50 »	8 = 33,33 »	4 = 13,4 »
über 50 »	3 = 12,5 »	6 = 20,0 »
unbekannt	2 = 8,34 »	0 = 0,0 »

Verlauf der Epidemie. Ich komme nun zu dem zeitlichen Verlauf der Epidemie und gebe zunächst die Zahl der täglichen Meldungen wieder: Verlauf der Epidemie.

August		September		September	
23. . . .	1	6. . . .	33	16. . . .	11
29. . . .	19	7. . . .	15	17. . . .	17
30. . . .	28	8. . . .	16	18. . . .	25
31. . . .	20	9 . . .	23	19. . . .	13
September		10. . . .	12	20. . . .	20
1. . . .	27	11. . . .	0	21. . . .	19
2. . . .	41	12. . . .	27	22. . . .	15
3. . . .	32	13. . . .	19	23. . . .	17
4. . . .	10	14. . . .	20	24. . . .	13
5. . . .	49	15. . . .	22	25. . . .	0

September		Oktober		Oktober	
26. . . .	10	9. . . .	3	23. . . .	1
27. . . .	12	10. . . .	3	24. . . .	0
28. . . .	21	11. . . .	8	25. . . .	4
29. . . .	8	12. . . .	5	26. . . .	3
30. . . .	18	13. . . .	2	27. . . .	1
Oktober		14. . . .	2	November	
1. . . .	10	15 . . .	1	1. . . .	1
2. . . .	9	16. . . .	1	3. . . .	1
3. . . .	11	17. . . .	1	5. . . .	2
4. . . .	7	18. . . .	3	15. . . .	2
5. . . .	5	19. . . .	1	Dezember	
6. . . .	7	20. . . .	2	3. . . .	2
7. . . .	3	21. . . .	0	12. . . .	1
8. . . .	1	22. . . .	2	31. . . .	2

Ich könnte die obigen Tabellen, wie es vielfach geschieht, in Gestalt einer Kurve wiedergeben, doch würde diese eine sehr krause Gestalt haben und von dem eigentümlichen Verlauf der Epidemie kein rechtes Bild geben. Denn wie man aus der Tabelle erkennt, weisen häufig die aufeinander folgenden Tage Unterschiede auf, die sicher nicht zum Wesen der Epidemie gehören, sondern durch Zufälligkeiten entstehen. So tritt z. B. Sonntags immer eine starke Abnahme der Meldungen auf. Ferner kommen auch durch den Umstand, daſs bei dem einen die Krankheit sehr bald, bei dem andern erst nach längerer Zeit diagnostiziert wird, Anhäufungen auf manche Tage zustande. Alle derartigen unregelmäſsigen Schwankungen der Kurve verschwinden sofort, wenn man die Fälle mehrerer Tage zusammenfaſst und diese Summe als Ordinaten einträgt. Als sehr zweckmäſsig hat sich mir eine Zusammenfassung von drei Tagen erwiesen, wie es die Kurve in Fig. 1 darstellt.

Die Kurve.

Die Kurve. Es fällt sofort auf, daſs die Kurve mit einem sehr schroffen Anstieg beginnt; ihr höchster Gipfel liegt am vierten bis sechsten Tage. In Wahrheit aber wird wohl der Anstieg etwas sanfter gewesen sein und ist nur so steil geworden, da die Ärzte anfänglich mit der Diagnose zögerten und erst nachdem einige Fälle richtig erkannt waren,

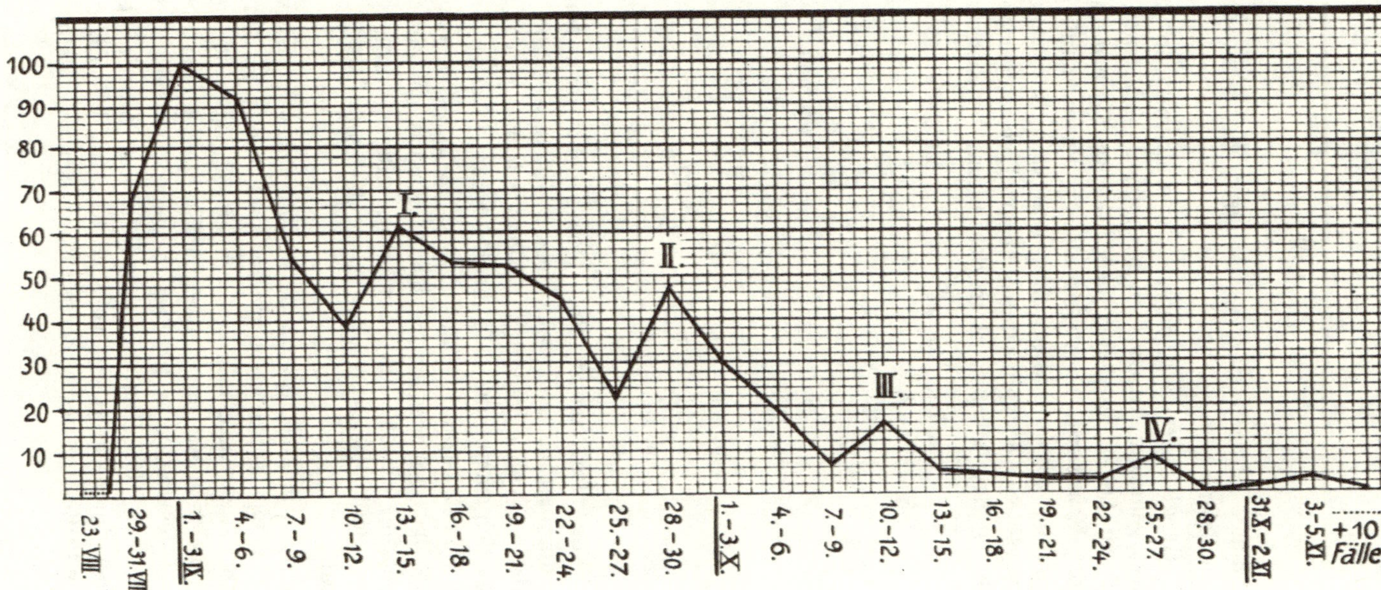
100
90
80
70
60
50
40
30
20
10
I.
II.
III.
IV.
23. VIII.
29.–31. VIII.
1.–3. IX.
4.–6.
7.–9.
10.–12.
13.–15.
16.–18.
19.–21.
22.–24.
25.–27.
28.–30.
1.–3. X.
4.–6.
7.–9.
10.–12.
13.–15.
16.–18.
19.–21.
22.–24.
25.–27.
28.–30.
31. X.–2. XI.
3.–5. XI.
+10 Fälle

Fig. 1

auch alle übrigen stark verdächtigen gleich mit als Typhus anmeldeten.

Gerade über den Beginn der Epidemie bin ich in der Lage, genauere Angaben zu machen, da ich durch Umfrage bei den Ärzten feststellen liefs, seit wann sie die Patienten, deren Krankheit sie später als Typhus erkannten, in Behandlung gehabt hatten. Dabei ergab sich folgendes: Von den später als typhuskrank angemeldeten Personen hatten sich vor dem 29. August in Behandlung begeben:

am 16. August	. . .	1 Person
» 19. »	. . .	1 »
» 20. »	. . .	3 Personen
» 21. »	. . .	1 Person
» 22. »	. . .	2 Personen
» 23. »	. . .	4 »
» 24. »	. . .	4 »
» 25. »	. . .	4 »
» 26. »	. . .	10 »
» 27. »	. . .	4 »
» 28. »	. . .	17 »

Von dem ersten Fall steht nicht ganz genau fest, ob die damaligen Krankheitserscheinungen schon zu dem späteren Typhus gehörten. Sehen wir also von ihm ab, so zeigt sich immerhin, dafs die Epidemie sicher spätestens am 19. August begonnen und sich dann langsam weiter ausgedehnt hat, um erst am 26. bis 28. August mit einer riesigen Explosion einzusetzen. Bemerken will ich noch, dafs die ersten Fälle gleich regellos über die ganze Stadt zerstreut waren.

Die Epidemie hat dann, wie man aus der Kurve weiter ersieht, mit fast ungeschwächter Kraft sicher bis zum 24. September, wenn man will auch bis zum 30. September, gedauert; aber nehmen wir nur den ersten Termin, so hat die Seuche ihre Intensität volle 27 Tage behalten und lieferte in dieser Zeit, von der Häufung der Fälle im Anfang abgesehen, immer durchschnittlich ca. 50 Kranke in drei Tagen. Dann nimmt die Intensität schnell und ziemlich stetig ab; die letzten Fälle beruhten, wie die Nachfrage ergab, zum gröfsten Teil auf Kontagion.

An der Kurve bemerkt man ferner mehrere Einsenkungen und darauf folgende Wiedererhebungen. Läfst sich diesen irgend eine Bedeutung beimessen? Ich glaube, ja!

Zunächst fällt nämlich auf, dafs diese Gipfel in ziemlich regelmäfsigen Abständen aufeinander folgen. Der erste (13. bis 15. September) fällt auf den fünften Abschnitt nach dem Beginn der Epidemie, der nächste wieder auf den fünften Abschnitt, der folgende auf den vierten und der letzte wieder auf den fünften. Von den vier Abständen sind also drei untereinander gleich und betragen je fünf Abschnitte; der vierte ist nur unwesentlich verschieden. Da nun je fünf Abschnitte in unserer Kurve einen Zeitraum von 13 bis 18 Tagen bedeuten, so finden wir, dafs bei der Epidemie im allgemeinen in Zwischenräumen von 13 bis 18 Tagen Exacerbationen stattgefunden haben. Dieser Zeitraum entspricht ungefähr dem, welcher gewöhnlich als Inkubationsdauer[1]) angegeben wird. Es liegt daher die Annahme sehr nahe, dafs die regelmäfsigen Steigerungen der Epidemie von dem Auftreten der Kontaktfälle herrühren.

Eine nicht unwesentliche Unterstützung findet diese Vermutung in folgenden Beobachtungen. Von den 61 Fällen, die sich bei dem ersten Wiederanstieg[2]) vom 13. bis 15. September ereigneten, kamen 38 vor in Häusern, wo noch kein Typhus war, 23 in solchen, wo sich schon vorher Kranke befanden. Die ersteren will ich kurz Primär-, die letzteren Sekundärfälle nennen. Von den 23 Sekundärfällen wurden 4 innerhalb 7 Tagen nach dem Primärfall des betreffenden Hauses gemeldet, scheiden also als Kontaktfälle wohl aus. Die übrigen 19 ereigneten sich 8 bis 17 Tage später als die Primärfälle des entsprechenden Hauses, und zwar 5 Fälle 8 bis 10 Tage und 14 Fälle 11 bis 17 Tage später. Die Mehrzahl, nämlich 11 Fälle, traten nach 12 bis

[1]) Inkubationsdauer ist die Zeit, welche vom Augenblick der Ansteckung bis zum Ausbruch der Krankheit vergeht.

[2]) Bei I in der Kurve.

15 Tagen auf. Man begeht demnach wohl keinen Fehler, wenn man annimmt, dafs die 19 Sekundärfälle durch Kontaktinfektion entstanden sind. Selbstverständlich kann auch von den 38 Primärfällen der eine oder der andere aufser dem Hause sich angesteckt haben; aber darauf kommt es wenig an.

Wichtig ist nur die Tatsache, dafs von den 61 Fällen des ersten Wiederanstiegs am 13. bis 15. September wirklich ein ziemlich bedeutender Teil mit hoher Wahrscheinlichkeit auf Kontaktinfektion beruht.

Bei den späteren Gipfeln der Kurve können naturgemäfs die Verhältnisse nicht mehr so krafs liegen, da die Seuche und damit auch die Gelegenheit zur Ansteckung inzwischen einen grofsen Umfang angenommen hatte. Doch will ich für den zweiten Wiederanstieg hier noch die Zahlen angeben, da diese noch verwertbare Resultate ergeben.

Bei dem zweiten Gipfel vom 28. bis 30. September, also $4\frac{1}{2}$ Wochen nach Beginn der Epidemie, kamen 47 Fälle vor, davon 22 in Häusern, wo noch keine und 25 in solchen, wo schon vorher Kranke gelegen hatten. Zwei von diesen 25 Sekundärfällen scheiden als Kontaktinfektion aus, da sie 3 und 5 Tage nach den Primärfällen des betreffenden Hauses erkrankten. Die übrigen 23 können dagegen wohl mit Recht auf Kontaktinfektion zurückgeführt werden, denn 14 davon ereigneten sich 13 bis 21 Tage nach der ersten Verseuchung des Hauses, die übrigen 9 nach noch etwas längerer Zeit. Da nun von den 47 Fällen des zweiten Gipfels 23, also beinahe die Hälfte, mit gröfster Wahrscheinlichkeit auf Kontagion beruhten, so erscheint auch der Schlufs durchaus berechtigt, dafs der zweite Wiederanstieg ebenfalls durch das Auftreten von Kontaktfällen hervorgerufen ist.

Da sich ferner gezeigt hat, dafs die meisten Sekundärfälle 2 bis 3 Wochen nach den Primärfällen auftraten, so dürfte man nicht fehlgehen, wenn man die Inkubationszeit für die Mehrzahl auf einen ebenso grofsen Zeitraum veranschlagt, eine Annahme, mit der die 13- bis 18tägigen Exacerbationen der Epidemie gut übereinstimmen würden. Die

Interpretation der Epidemiekurve hat also, um das noch einmal zusammenzufassen, folgendes Resultat ergeben:

Die Seuche hat nach ihrem explosionsartigen Ausbruch mit fast ungeschwächter Intensität vier Wochen angehalten, um dann schnell und annähernd stetig abzufallen. Die Inkubationsdauer beträgt in den meisten Fällen etwa 13 bis 18 Tage.

In bezug auf die Inkubationszeit möchte ich noch einige Beobachtungen tabellarisch mitteilen, welche ebenfalls beweisen, dafs das Schlummerstadium des Typhus tatsächlich garnicht selten 2 bis 3 Wochen dauert. Es handelt sich um Personen, welche Detmold zur Epidemiezeit subjektiv gesund verliefsen und später aufserhalb an Typhus erkrankten.

Name	Tag der Abfahrt aus Detmold	Tag der Erkrankung aufserhalb	Die Inkubationszeit dauerte also mindestens
1. G. Pr. Schülerin . .	12. Sept.	21. Sept.	9 Tage
2. Frl. S.	6. »	23. »	17 »
3. Kr. Schüler . . .	3. »	17. »	14 »
4. W. » . . .	6. »	23. »	17 »
5. Gr. » . . .	7. »	25. »	18 »
6. H. » . . .	3. Nov.	17. Nov.	14 »
7. D. l. C. Schüler . .	14. Aug.	23. Aug.	9 »
8. D. l. C. » . . .	14. »	28. »	14 »
9. D. T.	18. »	3. Sept.	16 »

Ein Bild von dem Verseuchungsgrad der einzelnen Häuser gibt noch folgende Tabelle. Es ereigneten sich:

1.	je 1 Fall	in	291	Häusern	=	291 Fälle
2.	» 2 Fälle	»	110	»	=	220 »
3.	» 3 »	»	39	»	=	117 »
4.	» 4 »	»	12	»	=	48 »
5.	» 5 »	»	2	»	=	10 »
6.	» 6 »	»	2	»	=	12 »
7.	» 8 »	»	1	Haus	=	8 »
8.	» 9 »	»	1	»	=	9 »
9.	» 10 »	»	1	»	=	10 »
	Also	in	459	Häusern		725 Fälle.

Nr. 8 bedeutet das Seminar, Nr. 9 die Strafanstalt. Hierzu kommen noch 15 Kranke, deren Wohnung nicht mit völliger Sicherheit zu ermitteln war.

Bald nach Beginn der Epidemie schritt man seitens der Ärzte und Behörden zur Bekämpfung der Seuche. Es wurde eine Gesundheitskommission gebildet, die die zu ergreifenden Maſsregeln ausarbeitete, und Bürgerkommissionen, mit polizeilicher Gewalt ausgerüstet, sorgten für strenge Befolgung der erlassenen Vorschriften. So wurde denn in der üblichen Weise sterilisiert und desinfiziert, wie es anderwärts bei ähnlichen Gelegenheiten auch geschehen ist. Und genau wie überall wo anders war auch hier von irgend einem Erfolge nicht das Geringste zu bemerken. Die Epidemie nahm trotz aller »getroffenen Maſsnahmen« genau denselben Verlauf wie die Epidemien in der vorbakteriologischen Zeit. Wir treffen eben mit unseren heutigen Waffen die Seuchenerreger unter natürlichen Verhältnissen noch nicht, ein Beweis dafür, daſs ihre Schlupfwinkel und Verbreitungswege andere sind, als sich die Wissenschaft heute vorzustellen pflegt. So nahe diese wichtige Schluſsfolgerung auch liegt, so wird sie doch nur selten gezogen, da in Epidemiezeiten die Vorstellung, Schutzmittel zu besitzen, für Ärzte und Laien auſserordentlich viel Verlockendes für sich hat. Der geängstigte Zeitungsleser fühlt sich so sicher bei der Nachricht, daſs in diesem oder jenem Epidemiebezirk die Behörden alle anerkannten Schutzmaſsregeln getroffen haben. Daſs diese jedoch in Wirklichkeit ohne jeden Einfluſs geblieben sind, wird hinterher leicht vergessen. Freilich sind wir bis heute noch nicht in der Lage, neue und bessere an ihre Stelle zu setzen; aber das völlige Versagen der alten sollte doch wenigstens vor Überschätzung der bisherigen wissenschaftlichen Ergebnisse bewahren und zu neuem Forschen anregen.

Im vorstehenden habe ich das wesentlichste Beobachtungsmaterial, das bei der Detmolder Typhusepidemie gewonnen ist, mitgeteilt und gehe nun dazu über, ihre Ursache zu besprechen, oder wenigstens die Vermutungen, die man darüber gehegt hat.

Von vielen Seiten wurde anfangs die Milch, welche der Stadt von 17 Molkereien geliefert wird, beschuldigt, den Typhuskeim verbreitet zu haben. Doch stellte es sich bei genauerer Nachforschung heraus, dafs auf keiner der Milchanstalten kurz vorher Typhus geherrscht hatte. Vor allem aber war eine Beschränkung der Seuche auf die Abnehmer einer oder mehrerer Molkereien nicht nachzuweisen, wie man es bei einer Milchepidemie wenigstens im Anfang hätte erwarten müssen. Daher wurden auch bald alle derartigen Vermutungen verlassen. Bei der Massenhaftigkeit der Erkrankungen glaubte man an kaum etwas anderes denken zu dürfen als an ein allen gemeinsames Nahrungsmittel, indem man von der absolut modernen Ansicht ausging, dafs die Eingangspforte der Typhusbazillen ausschliefslich die Verdauungsorgane seien. So kam es, dafs bald das Wasser in den Vordergrund der Untersuchung und des Interesses gedrängt wurde. Doch ehe ich die verschiedenartigen Wassertheorien genauer bespreche, bin ich genötigt, mit wenigen Worten die geographische Lage der Stadt zu beschreiben. **Die Milch.**

Detmold liegt am Fufse des Teutoburgerwaldes, eines aufserordentlich waldreichen Gebirgszuges von durchschnittlich 350 bis 400 m Höhe. Durch die Stadt fliefsen zwei Wasserläufe, erstens die 10 km von Detmold südöstlich entspringende Werre, zweitens die Berlebecke, die unmittelbar am Fufse des Gebirges, 7 km von Detmold entfernt, in zahlreichen Quellen entspringt. Beide Flufsläufe vereinigen sich dicht unterhalb der Stadt und schicken ihr Wasser bei Oeynhausen in die Weser. Da unser Leitungswasser anfangs bei keinem Menschen auch nur den leisesten Verdacht erregte, heutzutage aber Typhus und verseuchtes Wasser untrennbare Begriffe sind, so glaubten manche, dafs einer der oben genannten Flüsse, nämlich die Werre, der Ausgangspunkt der Epidemie gewesen sei. Ihr angeblich verseuchtes Wasser sollte durch Vermittelung der an ihr liegenden Badeanstalt den Typhuskeim verbreitet haben. **Die Badeanstalt.** Typhusfälle waren zwar an ihrem Oberlaufe nicht bekannt geworden, es fehlte also anfänglich eine wesentliche Unterlage für die Theorie. Deshalb wurden die flufsaufwärts gelegenen Dorfschaften auf das eifrigste nach unerkannten und ungemeldeten vermeintlichen Typhusfällen abgesucht mit dem Erfolge, dafs ein gutes Dutzend solcher Fälle gefunden wurde. Man stellte nun sogar die Behauptung auf, dafs die ganze Epidemie verhütet worden wäre, wenn man diese Kranken rechtzeitig der Behörde gemeldet hätte. Den schweren Vorwurf der Pflichtverletzung, der mit dieser Behauptung den Zivilärzten gemacht wurde, hätten diese ruhig über sich ergehen lassen und die Verantwortung für die Epidemie übernehmen müssen, wenn nicht bei den geschilderten Feststellungen einige fundamentale Irrtümer begangen worden wären. Zunächst war nämlich eine Reihe von den nachträglich diagnostizierten Typhusfällen in Orten vorgekommen, die ihr Oberflächenwasser überhaupt nicht in die Werre, sondern ganz anderer Richtung, in die Emmer schicken, ferner in solchen Orten, deren Wasser erst unterhalb Detmold die Werre erreicht, also gar nicht die Badeanstalt infizieren konnte. Andere von den angeblichen Typhuskranken hatten nachweislich an anderen Affektionen gelitten, so einer an Abszefs, der im Krankenhaus operiert wurde, ein anderer an Darmtuberkulose etc. etc. Es blieben schliefslich zwei Kinder übrig, die nach der Beschreibung typhusartig krank, aber der ärztlichen Behandlung nach einmaliger Beobachtung entzogen waren. Ob diese wirklich Typhus abdominalis gehabt haben, konnte der mit der Nachprüfung betraute Kreisphysikus nicht mehr feststellen.

Das ist das Material, was zur Begründung der »Badewassertheorie« zusammengebracht war; wie man sieht, ist es nicht gerade sehr überzeugend. Wenn ich nun noch anführe, dafs überhaupt nur der kleinste Teil der Detmolder Typhuskranken in der Werre gebadet hatte, so wird man es verstehen, dafs die ganze Theorie wenig Anhänger fand und schnell vergessen wurde.

Eine andere Theorie, nämlich die Trinkwassertheorie, ist von gröfserer Lebensdauer gewesen; doch ehe ich auf sie näher eingehe, liegt es mir ob, eine wenn auch nur gedrängte Schilderung der Detmolder Wasserversorgung zu geben.

Die Wasserversorgung. Das Wasser der städtischen Leitung stammt aus den Quellen der schon erwähnten Berlebecke. Die Stelle, wo sie entspringt, ist eine liebliche Talschlucht, die von einer Landstraſse durchzogen wird und mitten im Walde liegt. Abgesehen von der noch oft zu erwähnenden Sommerfrische »Johannaberg« befindet sich in der Umgegend weit und breit kein Haus. Das Gestein, aus dem das Wasser herausquillt, ist stark brüchiger und zerrissener Plänerkalk, auf dem Sandschichten von sehr verschiedener Mächtigkeit lagern. Zum Zwecke der Wassergewinnung wurde vor sieben Jahren ein begehbarer Stollen in den Berg getrieben, mit Hilfe dessen drei ergiebige Quellen abgefangen wurden. Ihr Wasser läuft in ein Schlitzrohr zusammen und aus diesem in die Quellkammer. Von hier aus flieſst das Wasser in das zur Stadt führende Rohr. Da die Quellen beträchtlich mehr liefern, als Detmold braucht, so ist an der Quellkammer noch ein Überlauf angebracht, aus dem das überflüssige Wasser mittels einer Rohrleitung abgeführt wird. Es mündet etwa 150 m unterhalb wieder in den Bach. Das Wasser für die Stadt flieſst in einer eisernen, 6 km langen Rohrleitung mit eigenem Gefälle in einen groſsen Hochbehälter, der sich auf dem dicht bei Detmold gelegenen Hiddeser Berg befindet. Von dort gelangt es durch ein Fallrohr in das städtische Rohrnetz. Der Hochbehälter liegt durchschnittlich 60 bis 70 m über dem Niveau der Stadt, so daſs in dieser das Wasser unter einem Druck von 6 bis 7 Atm. steht. Das Rohrnetz faſst insgesamt 260 cbm Wasser; der tägliche Verbrauch betrug in der Zeit, wo die Epidemie entstand, 1350 cbm. Der Inhalt des Rohrnetzes wurde also täglich fünfmal ausgeschöpft, woraus hervorgeht, daſs die Zirkulation eine ziemlich schnelle ist. Die Wasserversorgung.

Das Detmolder Wasser war seit Bestehen des Wasserwerkes wegen seiner vorzüglichen Qualität überall berühmt. Es hatte eine angenehm kühle Temperatur von 8 bis 9° C, die während des ganzen Jahres sehr wenig schwankt. Das Wasser hat ferner einen sehr niedrigen Härtegrad und ist chemisch absolut einwandfrei. So oft es bakteriologisch untersucht wurde, ist es von vorzüglichster Beschaffenheit gewesen; denn es enthielt meistens etwa nur 20 Keime im cbcm, sehr häufig war es überhaupt steril. Eine gleich gute Beschaffenheit hat es auch jetzt noch, trotzdem in dem Quellengebiet vor nicht langer Zeit umfangreiche Erdarbeiten vorgenommen sind. Eine amtliche Veröffentlichung des Magistrats vom 13. März 1905 sagt über das Wasser folgendes:

»Den Ruf, eine der besten städtischen Quellenwasserleitungen zu sein, rechtfertigt unsere Wasserleitung auch heute noch; das haben die auf Veranlassung des Kaiserlichen Gesundheitsamtes ausgeführten, bis jetzt fortgesetzten bakteriologischen Untersuchungen bewiesen. Trotz der reichlichen Niederschläge in diesem Winter haben die Untersuchungen im Durchschnitt in der ersten Hälfte des Januar nur 48 Keime, in der zweiten Hälfte 18 Keime, in der ersten Hälfte des Februar 32, in der zweiten Hälfte gar nur 9 Keime ergeben; dabei waren einige Untersuchungen, bei denen das Wasser völlig keimfrei befunden wurde; gesundheitsschädliche Keime waren niemals darunter.«

Und diesem Wasser wird trotz seiner geradezu tugendhaften Reinheit von aller Welt die Schuld an der Typhusepidemie beigemessen.

Gleich am ersten oder zweiten Tage der Epidemie waren Proben, die man an verschiedenen Stellen des Rohrnetzes entnommen hatte, an das hygienische Institut nach Göttingen zur Untersuchung geschickt worden, wobei sich wiederum herausstellte, dafs das Wasser völlig einwandfrei war und nur etwa 20 gänzlich harmlose Bakterien enthielt. Wenn es also die Ursache des Typhus gewesen wäre, so könnten sich die Bazillen nur vorübergehend darin befunden haben; denn bei Beginn der Epidemie waren sie schon wieder daraus verschwunden. Es kam nun alles darauf an, die Eingangspforte der Krankheitserreger zu finden. Bei diesen Bemühungen stellte es sich heraus, dafs alle Vermutungen, die man darüber anfangs gehegt hatte, falsch waren. So zeigte es sich, dafs Rohrreparaturen, Reinigung des Hochbehälters, Betreten des Stollens nach Lage der Dinge nicht schuld sein konnten. In dieser Hinsicht wurde im Laufe der Untersuchung zwischen Anhängern und Gegnern der Theorie, zwischen Ärzten und Technikern völlige Übereinstimmung erzielt. Auch das Reichsgesundheitsamt hat sich dieser Ansicht angeschlossen. Ich darf deshalb hier auch wohl die nichts weniger als interessanten Einzelheiten dieser Nachforschungen übergehen.

Es blieb schliefslich nur das Quellgebiet selbst als Eingangspforte der Typhusbazillen übrig. Doch ehe ich hierauf näher eingehe, will ich die Gründe besprechen, welche nach Ansicht der Majorität der Ärzte, des Reichsgesundheitsamtes und auch des Publikums dafür sprechen sollen, dafs das Leitungswasser die epidemische Ausbreitung des Typhus abdominalis in Detmold verursacht habe.

Ich zähle die Gründe zunächst hier auf, um sie dann in etwas anderer Reihenfolge einzeln zu besprechen, wobei ich mehrfach auf die beiden Gutachten des Reichsgesundheitsamtes vom 29. Oktober 1904 und 28. Januar 1905 zurückkommen mufs.

1. Der explosionsartige Ausbruch der Seuche und die ungeheure Zahl der Erkrankungen.
2. Die geringe Zahl der Typhusfälle in Häusern ohne Wasserleitung.
3. Die Beobachtung, dafs aus dem Quellgebiet unfiltriertes Oberflächenwasser unter Umständen in unsere Quelle gelangen konnte.

Ich beginne mit der Besprechung der Verteilung der Typhusfälle über die einzelnen Häuserkategorien.

Die Häuser ohne städtische Wasserleitung.

Die Häuser ohne städtische Wasserleitung. Detmold hatte zur Zeit der Epidemie rund 1300 Häuser nach Abzug der unbewohnten und neuerbauten. Davon sind nicht an die städtische Wasserleitung angeschlossen 180, unter denen sich eine grofse Anzahl weit draufsen liegender befinden, so besonders der ganze Vorort Rödlinghausen, der zwar politisch zur Stadt gehört, räumlich aber von ihr getrennt und aufserdem beträchtlich höher gelegen ist. Würde man diese Häusergruppe mit in Vergleich ziehen, so müfste man auch die Häuser anderer politisch getrennter, aber zum Teil bedeutend näher an die Stadt heranreichender Vororte mit zum Seuchengebiet zählen, wie z. B. die zu Hiddesen gehörige Schanze, ferner Braunenbruch, Johannettenthal, einzelne Häuser von Spork etc. Das Material bekäme dann aber etwas Verschwommenes, und der statistischen Willkür wäre Tür und Tor geöffnet. Will man also das Gebiet begrenzen, so bleibt nichts weiter übrig, als dafs man sich an das Wasserrohrnetz hält und nur die Häuser in ihrem Befallensein vergleicht, welche sich in Strafsen befinden, wo städtische Leitung liegt.

Bei den folgenden Betrachtungen rechnen wir also als eigentliches Seuchengebiet nur das Gebiet des städtischen Rohrnetzes.

In den oben erwähnten 180 Häusern ohne Wasserleitung sind im ganzen 27 Typhusfälle vorgekommen; 79 von diesen Häusern liegen aufserhalb des Rohrnetzes, können also bei dem weiteren Vergleich unberücksichtigt bleiben; von ihnen waren 11 mit 13 Einzelerkrankungen befallen. Die übrigen 101 Häuser liegen am Rohrnetz, und in 11 von diesen sind im ganzen 14 Fälle vorgekommen, davon 5 in den ersten acht Tagen.

Es stehen sich also gegenüber 1120 an die Wasserleitung angeschlossene Häuser mit 713 Fällen und 101 Häuser ohne Wasserleitung mit 14 Fällen. Wie man leicht ausrechnen kann, sind demnach die Häuser mit Wasserleitung viereinhalbmal so stark befallen wie die ohne Leitung. Selbstverständlich haben viele Leute in dieser Tatsache allein einen Beweis dafür erblickt, dafs das Wasser der Verbreiter der Krankheit gewesen ist. Bei genauerem Zusehen mufs man jedoch einige schwere Einwendungen gegen diese Schlufsfolgerung machen. Zunächst ist die Gröfse der einander gegenübergestellten Häusergruppen viel zu sehr verschieden, um aus einem Vergleich ihrer Eigenschaften sichere Schlüsse ziehen zu können. Da die eine über 11 mal so klein ist wie die andere, so können kleine zufällige Verschiedenheiten, unverhältnismäfsig grofs erscheinen und leicht falsch beurteilt werden. Ferner ist zu bedenken, dafs die 101 nicht angeschlossenen Häuser wahl- und regellos über die ganze Stadt zerstreut liegen. Betrachten wir das Befallensein der einzelnen Häuserarten strafsenweise, so bekommen wir ein ganz anderes Bild, wie ich an einer Reihe von Beispielen zeigen werde.

Die Adolfstrafse hat 13 Häuser, wovon vier Typhushäuser sind; unter den neun freigebliebenen befinden sich auch zufällig die drei Häuser ohne Wasserleitung, eine Tatsache, die einem unbefangenen Beobachter sicher nicht auffallen wird.

Die Bruchmauerstrafse hat 27 Häuser, neun davon sind Typhushäuser, von denen wieder sieben an die Leitung angeschlossen sind, zwei nicht. Die übrigen 18 Häuser sind von der Seuche verschont geblieben. Hat es nun irgend etwas Auffälliges, dafs sich unter diesen 18 auch vier befinden, die nicht an die städtische Wasserleitung angeschlossen sind?

Die Hermannstrafse hat 34 Häuser, die alle bis auf eins an die Wasserleitung angeschlossen sind; in fünf von ihnen sind Typhusfälle vorgekommen. Unter den 29 freigebliebenen befindet sich auch das eine ohne Wasserleitung, was sicher nichts Auffallendes hat.

Ich gebe hier noch einige weitere Beispiele in tabellarischer Übersicht; ebensogut könnte ich alle Strafsen aufführen, was ich jedoch wegen Raummangels unterlassen mufs.

	Gesamt-Häuserzahl	Davon Typhushäuser	Hiervon nicht angeschlossen	Frei von Typhus im ganzen	Davon nicht angeschlossen
Externstr. . .	28	14	1	14	1
Freiligrathstr. .	21	9	0	12	1
Gartenstr. . .	19	3	0	16	2
Gretchenstr. .	13	4	1	9	2
Krummestr. .	53	31	2	22	4
Lemgoerstr. .	28	11	0	17	2
Meierstr. . .	21	11	2	10	3
Schülerstr. . .	33	13	0	20	3
Woldemarstr. .	18	5	0	13	1

Wie man sieht, sind die Verhältnisse überall fast dieselben: unter der Zahl der typhusfreien Häuser einer Strafse befinden sich auch die wenigen ohne Wasserleitungsanschlufs.

In manchen Strafsen, z. B. Meierstrafse, Externstrafse, Bruchmauerstrafse, sind aber auch die Häuser ohne Leitung in demselben Verhältnis befallen wie die angeschlossenen. So wie man also den Vergleich lokal, strafsenweise zieht, was durchaus naturgemäfs ist, fällt der ganze Unterschied zwischen den beiden Häuserkategorien fort.

Sehr wichtig ist ferner die Kenntnis folgender Tatsache: Von den 1120 mit Leitungswasser versorgten Häusern ist überhaupt nur der kleinere Teil, nämlich 459, vom Typhus heimgesucht worden, 661 sind trotz derselben Wasserversorgung verschont geblieben! Man könnte also mehr als sechs Gruppen von 101 zerstreut liegenden Häusern zusammenstellen, die städtisches Wasser gebrauchten und trotzdem seuchenfrei geblieben sind. Wenn ich nun auch daraus nicht den Schlufs ziehe, dafs das Wasser nicht die Ursache der Epidemie war, so wird mir doch jeder zugeben, dafs die kleine Gruppe von 101 ganz zerstreut liegenden Häusern nach keiner Richtung hin etwas beweisen kann. Ja wenn sie innerhalb des Seuchengebietes zu einer oder mehreren Strafsen zusammengeschlossen lägen und seuchefrei geblieben wären, dann würde die Wahrscheinlichkeit sehr grofs sein, dafs sie verschont geblieben sind, weil sie kein städtisches Wasser benutzten.

Die fürstlichen Häuser.

Die fürstlichen Häuser. Zu den 101 Häusern ohne städtisches Wasser gehören auch die fürstlichen Gebäude, welche eine eigene Wasserleitung haben. Meine obigen Ausführungen, welche sich auf die ganze Gruppe beziehen, gelten daher auch ohne weiteres für jene, die einen kleineren Teil von ihr bilden. Ich brauchte deshalb auch kein Wort weiter darüber zu verlieren, wenn nicht das Reichsgesundheitsamt bei Begutachtung dieser Verhältnisse auf jene Gruppe besonderes Gewicht gelegt hätte. Hören wir, was es selbst sagt. Nachdem erwähnt ist, dafs in den fürstlichen Häusern kein Typhusfall vorgekommen ist, fährt das Gutachten fort: »Das Residenzschlofs und das Neue Palais mit Nebengebäuden erhalten ihr Wasser aus einer von der städtischen Quellwasserleitung unabhängigen und von dieser entfernt liegenden

Quelleitung. Die Typhushäuser der Stadt waren aber sämtlich an die städtische Wasserleitung angeschlossen.« Hierin ist zunächst die letztere Behauptung absolut falsch; es sind vielmehr, wie schon bekannt, in 11 Häusern ohne städtische Wasserleitung 14 Fälle vorgekommen.

Ferner läſst das Reichsgesundheitsamt die Tatsache ganz unberücksichtigt, daſs das Schloſs sowohl wie das Palais neben der fürstlichen Wasserleitung auch an die städtische angeschlossen sind und letztere in ganz besonders groſsem Maſse kurz vor der Epidemie benutzten. Zum Beweis führe ich den Verbrauch nach dem städtischen Konsumentenbuch an. Vom April bis Juni hat verbraucht: das Schloſs 13 cbm, das Palais 10 cbm. Vom Juli bis Oktober, also in der fraglichen Zeit, das Schloſs 21 cbm, das Palais 26 cbm. Der starke Mehrverbrauch im Sommer hing offenbar mit der herrschenden Hitze zusammen. Der verstorbene Regent hielt aus Pietät ganz besonders darauf, daſs zu Trink- und sonstigen Genuſszwecken lediglich das städtische Wasser benutzt werde, da er selbst der Stifter des Wasserwerkes war.

Schlieſslich vergiſst das Gutachten des Reichsgesundheitsamtes noch die wichtige Tatsache zu erwähnen, daſs der verstorbene Regent, welcher im Schlosse wohnte, mit Familie und einem groſsen Teil der Dienerschaft in der fraglichen Zeit verreist war, und daſs schon deswegen unter diesen Personen keine Erkrankung vorkommen konnte. Das neue Palais dagegen, in dem der damalige Erbgraf nebst Familie und Dienerschaft wohnte, ist typhusfrei geblieben, trotzdem dort das städtische Wasser in ausgiebigster Weise benutzt wurde. Alle Schlüsse also, die zugunsten der Trinkwassertheorie aus dem Freibleiben der fürstlichen Häuser gezogen wurden, sind hinfällig.

Wie trügerisch überhaupt Schlüsse sind, die aus dem verschiedenen Befallensein verschiedener Häusergruppen gezogen werden, hat die Gelsenkirchener Epidemie zur Evidenz gezeigt, die ja auch auf Trinkwasserverseuchung beruhen sollte. Dort handelte es sich wesentlich um die beiden Hochbehälter in Leithe und Frillendorf. Das Versorgungsgebiet des Leither Behälters war gleich im Anfang schwer befallen, während der zu Frillendorf gehörige Bezirk erst viel später und schwächer vom Typhus heimgesucht wurde. Dieser Unterschied wurde im Anfang damit erklärt, dafs man annahm, der Leither Behälter sei durch das ominöse Stichrohr, welches ihm unfiltriertes Ruhrwasser zuführte, verseucht worden, während der Frillendorfer Behälter lediglich mit filtriertem Wasser gespeist sei.

Die Beweisaufnahme im Prozefs hatte aber ein ganz anderes Resultat. Drei Schieberwärter machten nämlich unter Eid über die Schieberstellung in dem Rohrsystem Angaben, aus denen mit gröfster Wahrscheinlichkeit geschlossen werden konnte, dafs das Stichrohrwasser auch in den Frillendorfer Behälter gelangen mufste. Diese Aussage ist ferner durch die unter Eid erstatteten Gutachten von fünf technischen Sachverständigen bekräftigt worden, indem auch sie es nach Lage der Dinge für höchst wahrscheinlich erklärten, dafs die Schieber in dem angegebenen Sinne gestanden hätten. Aus der Beweisaufnahme ging also mit grofser Sicherheit hervor, dafs die beiden Hochbehälter hygienisch gleichwertiges Wasser erhalten hatten. Die Verschiedenheit der Wasserversorgung konnte also nicht die Ursache davon sein, dafs die beiden Bezirke in so ungleichem Mafse verseucht waren. Die mitgeteilten Tatsachen legen also den Schlufs sehr nahe, dafs das Wasser den Typhus in Gelsenkirchen überhaupt nicht hervorgerufen hat; denn sonst wäre das Freibleiben des Frillendorfer Bezirks nicht zu erklären.

Das Quellgebiet.

Das Quellgebiet. Wie ich schon mitgeteilt habe, hatte sich hier in Detmold bei den angestellten Untersuchungen ergeben, dafs als Einbruchsstelle für die Typhusbazillen lediglich das Quellgebiet selbst in Betracht kommen konnte. Man dachte sich den Vorgang ungefähr so, wie er für andere Städte, z. B. Paderborn, Soest, Paris etc., behauptet worden ist. Dort sollte auch das städtische Wasser, welches aus Quellen resp. Brunnen stammt, der Vermittler der Typhusbazillen gewesen sein und diese im tributären Gebiet der Quellen selbst aufgenommen haben. Genaueres hierüber findet man in dem Buch von A. Gärtner: »Die Quellen in ihren Beziehungen zum Grundwasser und zum Typhus«.

Jena 1902. Ich lasse hier die Frage, ob jene Epidemien wirklich auf das Wasser zurückzuführen sind, gänzlich aufser Betracht und möchte nur kurz angeben, wie man sich ihre Entstehung nach der Meinung der Wassertheoretiker denken soll.

Das Wasser jener Städte, welches die allgemeine Leitung speist, entspringt oder entsprang in einem Gebiet, welches von Erdspalten und Rissen so zerklüftet ist, dafs das Tageswasser unfiltriert in die Quelladern und somit auch in die städtische Leitung gelangen kann. Dabei soll es auch passieren können, dafs es Typhusmaterial mit sich reifst, was besonders leicht dann sich ereignen wird, wenn plötzlich grofse Niederschläge auf das Quellgebiet fallen und in die Tiefe dringen. In der Tat hat man auch in manchen Fällen festgestellt, dafs nicht lange Zeit vor Ausbruch der Epidemie starke Regengüsse niedergegangen waren, und hat diese für die Verseuchung des Wassers verantwortlich gemacht. Man hat auch öfter gefunden, dafs der Keimgehalt eines derartigen Wassers nach starken Niederschlägen zunimmt, wie z. B. in Paderborn. In allen diesen Fällen aber — und das ist der Unterschied von Detmold — ist das tributäre Gebiet der Quellen ziemlich dicht bevölkert.

An solche Verhältnisse dachte man auch, als man den Verdacht aussprach, dafs das Berlebecker Wasser in seinem Ursprungsgebiet selbst infiziert worden sei. Ehe ich auf Einzelheiten genauer eingehe, will ich an der Hand einer kleinen Karte (Fig. 2) das Quellgebiet kurz beschreiben.

In der ganzen weiten Umgebung der Quellfassung ist die einzige menschliche Ansiedelung, die eine Gefahr darstellen könnte, die Pension Johannaberg mit ihren Nebengebäuden, welche im Sommer von ungefähr 100 Personen bewohnt ist und aufserdem ein Dienstpersonal von 20 bis 25 Köpfen beherbergt. Die Abwässer dieser Sommerfrische werden zum allergröfsten Teil in eine Grube geleitet, die unten an der Chaussee in gleicher Höhe wie der Stollen liegt und etwa 150 m von ihm entfernt ist. Aufserdem sind noch zwei kleinere Gruben vorhanden, die die Abwässer der Nebengebäude teilweise aufnehmen. Johannaberg selbst liegt

40 bis 50 m höher als die Quellfassung und ist in Luftlinie etwa 200 m von ihr entfernt.

In einer Entfernung von 120 m oberhalb unseres Stollens befindet sich am Ende eines kleinen Talkessels die sog. Wildsuhlenquelle, die in einer von überhängenden

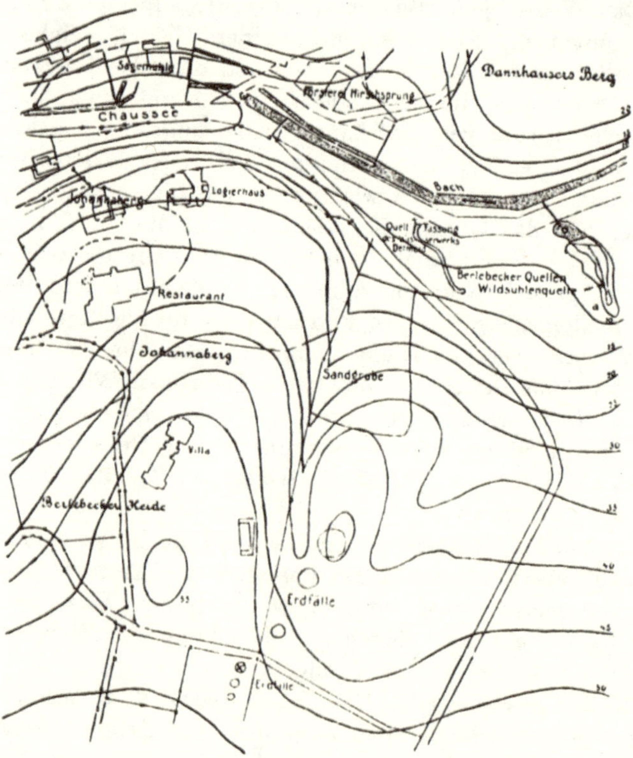

Fig. 2.

Felsen gebildeten Nische aus Spalten hervorsprudelt. — Punkt *a* der Karte. — Diese Quelle war im vorigen Sommer infolge der grofsen Dürre längere Zeit vor Ausbruch der Epidemie versiegt.

Das Gebirge besteht in jener Gegend vorwiegend aus Plänerkalk, der arg zerklüftet ist, wofür eine Reihe von sog. Erdfällen teils jungen, teils alten Datums Zeugnis ablegen;

man findet diese auch auf der Karte verzeichnet. Auf dem Kalk lagern Sandschichten von stellenweise grofser Mächtigkeit. An einzelnen Stellen tritt aber auch der blanke Felsen zutage.

Man hat nun bei einer Anzahl von Punkten der Erdoberfläche in der Umgebung des Stollens festzustellen versucht, ob diese mit dem Wasser des letzteren in direkter Verbindung stehen, und bediente sich zu diesem Zwecke folgender Methode.

Grofse Mengen einer starken Kochsalzlösung wurden auf die betreffende Stelle geschüttet und nun in regelmäfsigen kurzen Intervallen der Kochsalzgehalt des Quellwassers quantitativ bestimmt. Stieg der letztere, so konnte man mit Bestimmtheit annehmen, dafs die Kochsalzlösung auf unterirdischem Wege von der betreffenden Stelle aus in das Wasser gedrungen war. Auf diese Weise wurden einmal die Gruben von Johannaberg und die auf demselben Plateau liegenden Erdfälle untersucht und zweitens einige Punkte unten in der Nähe des Stollens. Bei den angestellten Versuchen stellte es sich nun heraus, wie das Gutachten des Reichsgesundheitsamtes berichtet, dafs die Gruben mit unseren Quellen in keinerlei Beziehung stehen. Die Hauptgrube ist schon deshalb für unser Wasser ungefährlich, weil sie in gleichem Niveau mit dem Spiegel der städtischen Quelle liegt und somit kein Gefälle nach dort haben kann. Von einem der unweit Johannaberg gelegenen, auf der Karte mit einem Kreuz bezeichneten Erdfälle aus ist dagegen der Kochsalzversuch positiv ausgefallen, und zwar ist die Salzlösung nach 14 Stunden in unserem Quellwasser erschienen.

Der erwähnte Erdfall, der sich übrigens in einer tiefen Sandschicht befindet, ist in Luftlinie ca. 300 m von unserer Quellkammer entfernt, die Salzlösung hat also recht lange Zeit gebraucht, um diesen relativ kurzen Weg zurückzulegen. Eine kanalförmige Verbindung, wie vielfach in Anbetracht der Brüchigkeit des Geländes angenommen wird, besteht jedenfalls nicht, denn dann hätte das Salz in wenigen Minuten im Stollen erscheinen müssen. Die geringe Geschwindigkeit der Salzlösung spricht vielmehr dafür, dafs sie beträchtliche Reibungswiderstände auf ihrem Wege überwinden mufste. Ob auf diese Weise Bazillen in das Quellwasser gelangen konnten, erscheint doch mehr denn zweifelhaft, besonders wenn man bedenkt, dafs auf dem Plänerkalk gerade in jener Gegend riesige Schichten von Sand lagern, der sicherlich auch die Felsspalten zum Teil ausfüllt, wofür auch die Tatsache spricht, dafs unser Wasser beträchtliche Mengen von Sand mit sich führt, der sich in der Quellkammer und im Hochbehälter absetzt. Überhaupt haben meines Erachtens die Kochsalzversuche nur dann einen, wenn auch nicht gerade grofsen Wert, wenn sie nach auffallend kurzer Zeit positiv ausfallen. Denn wenn man auf das tributäre Gebiet einer Quelle an irgend einem Punkt eine gelöste chemische Substanz in genügender Menge bringt, so ist es ein ganz natürlicher Vorgang, dafs nach einer gewissen Zeit auch das Quellwasser diese Substanz mit sich führt. Dafs auch Bazillen denselben Weg zurücklegen können, müfste immer erst durch entsprechende Versuche mit harmlosen Mikroorganismen wie Prodigiosus und ähnlichen ermittelt werden; und es ist lebhaft zu bedauern, dafs das Reichsgesundheitsamt sich in unserem Falle lediglich auf Kochsalzversuche beschränkt hat.

Nach den bisherigen Schilderungen ist es, wie mir jeder unbefangene Beurteiler zugeben wird, im höchsten Grade unwahrscheinlich, dafs von der Umgebung Johannabergs aus eine Infektion der Berlebecker Quellen stattgefunden hat, zumal da in den fraglichen Augusttagen Niederschläge, die Typhusmaterial mit in die Tiefe hätten reifsen können, nicht gefallen sind, wie weiter unten genauer angegeben werden wird.

Ein anderer wunder Punkt ist die im vorigen Sommer versiegte Wildsuhlenquelle. (Punkt *a* der Karte). Von dieser Stelle aus gelangte allerdings in ca. einer Stunde Salzlösung in unser Stollenwasser. Auch Hefezellen konnten diesen Weg in ebensoviel Zeit zurücklegen, wie ich selbst nachgewiesen habe. Aber auch diese beiden Versuche sind meines Erachtens in keiner Weise mafsgebend, denn bei beiden wurden ungezählte Eimer Wasser in die Felsspalten des versiegten Quellmundes gegossen und somit Verhältnisse hergestellt, wie sie in Wirklichkeit gar nicht bestanden haben können. Denn wie die meisten Leser noch in unangenehmer

Erinnerung haben werden, ist der Sommer 1904 durch eine exorbitante Trockenheit ausgezeichnet gewesen. Zum Überflufs gebe ich noch die Regenmengen der fraglichen Zeit an, wie sie auf der einige Kilometer entfernten Regenstation Donoperteich festgestellt sind, und bemerke, dafs die anderen Stationen der Umgebung fast die gleichen Zahlen ergeben: 30. VII. 0,6 mm, 6. VIII. 0,2, 7. VIII. 6,5, 8. VIII. 0,9, 12. VIII. 2,7, 13. VIII. 2,3 mm. Der einzige nennenswerte Niederschlag ist der Regen vom 7. VIII. mit 6,5 mm Höhe. Aber auch das ist nach Meinung von Forstsachverständigen so wenig, dafs bei der vorhergegangenen Dürre kaum die äufserste Bodenoberfläche durchfeuchtet wurde. Dafs dieser Regen bis an das Grundwasser gedrungen sein oder gar in den verdeckt liegenden Quellenmund Typhusmaterial hineingespült haben könnte, erscheint aufser Bereich jeder Möglichkeit und ist auch von keiner Seite behauptet worden, soweit mir bekannt geworden ist. Selbst wenn also durch einen Typhusrekonvaleszenten mittels Urin oder Stuhlgang Typhusbazillen an irgendeine durchlässige Stelle in der Umgebung der Quellen gebracht wären, so hat es in diesem Sommer absolut an einem Vehikel gefehlt, welches die Mikroorganismen weiterbefördert hätte. Denn dafs eine geringe Menge Urin von selbst durch die Erde in den Stollen laufen könnte, und sei es auf noch so kleine Entfernung, wird doch im Ernst wohl keiner annehmen wollen.

Man hat ferner davon gesprochen, dafs bei Erdbewegungen in dem zerklüfteten Gestein infizierter Boden in die Tiefe dringen könnte. Da aber der Grundwasserspiegel infolge der Dürre sicher beträchtlich gesunken war, so hätten schon bedeutende und nicht zu übersehende Umwälzungen dazu gehört, um in das Quellwasser Oberflächenmaterial zu bringen; derartige Bewegungen sind aber in jener Zeit nicht vorgekommen.

Dafs überhaupt das tributäre Gebiet der Berlebecker Quellen durchaus nicht so gefährlich durchlässig ist, haben die beinahe täglichen Wasseruntersuchungen ergeben, die in dem auf die Epidemie folgenden Winter von militärärztlicher Seite im Auftrage des Reichsgesundheitsamtes vorgenommen wurden. Trotz der enormen Regengüsse dieser Periode hat der Keimgehalt des Wassers nur ganz unerheblich geschwankt, wie die oben zitierte offizielle Veröffentlichung des Magistrats beweist.

Die Keimzahl im November.

Ansteigen der Keimzahl im November. Nur ein einziges Mal, und zwar Mitte November, trat ein vorübergehendes Anwachsen der Keimzahl auf mehrere Hundert ein, aber das hatte auch seine besondere Ursache. Seit dem 10. November waren nämlich zum ersten Male nach der grofsen Dürre wirklich anhaltende Niederschläge gefallen, deren Umfang am besten aus der Tatsache hervorgeht, dafs kurze Zeit darauf auch die versiegte Wildsuhlenquelle wieder zu laufen anfing. Zum Überflufs gebe ich hier auch noch die Regenhöhen an: 8. November 4,1 mm, 9. November 21,4 mm, 10. November 43,8 mm. Während jener Regengüsse wurden ferner gerade in der nächsten Umgebung der Wildsuhle umfangreiche Erdarbeiten, besonders Aufschüttungen, vorgenommen, die dazu dienten, die dort zutage tretenden Felsspalten zu verlegen.

Es ist meines Erachtens mit Sicherheit anzunehmen, dafs das exzeptionelle Anwachsen der Keimzahl in jenen Tagen durch das Zusammentreffen der starken Regengüsse und der Erdumwälzungen hervorgerufen worden ist. Deshalb hat die ganze Beobachtung für die Hypothese der Wasserverseuchung im August gar keine Bedeutung, da auch nur annähernd ähnliche Vorgänge sich in dieser Zeit nicht ereignet hatten.

Wie man sieht, spricht das vorhandene Beobachtungsmaterial durchaus nicht dafür, dafs innerhalb des Quellgebietes ein Einbruch von Typhusbazillen in das städtische Wasser stattgefunden hat. Alles, was man darüber ausgesprochen hat, ist Vermutung, zum Teil sogar recht vager Natur.

Ehe ich fortfahre, die Begründung der Wassertheorie zu besprechen, mufs ich noch eine Reihe von Tatsachen und Beobachtungen erwähnen, deren Erörterung sich am besten hier anschliefst.

Die Typhusfälle in Johannaberg. Wie ich bereits erwähnt habe, wird der Überlauf aus unserer Quellfassung in den Bach zurückgeleitet; gerade an der Mündung dieses Überlaufs fängt die Sommerfrische Johannaberg das Wasser ab, um es hinaufzupumpen und damit den gesamten Wasserbedarf ihrer Insassen zu decken. Die Typhusfälle in Johannaberg.

Johannaberg gebraucht also dasselbe Wasser wie die Stadt Detmold, und seine 125 Bewohner sind somit auch der Infektionsgefahr ausgesetzt gewesen, falls das Wasser einmal verseucht war. Nun sind aber Typhusfälle in der Pension selbst nicht vorgekommen. Zur Sicherheit hat jedoch der Magistrat an alle Sommergäste, die in der fraglichen Zeit in der Pension waren, Fragebogen über etwa vorgekommene Typhuserkrankungen geschickt und so ermittelt, dafs folgende vier Personen nach ihrer Rückkehr in die Heimat erkrankt sind: 1. Kind P., 12 Jahre alt, verläfst Johannaberg am 6. September, erkrankt am 11. September; 2. und 3. zwei Kinder De. l. C. verlassen Johannaberg am 14. August, erkranken am 23. und 28. August; 4. D. T., 18 Jahre alt, verläfst Johannaberg am 18. August, erkrankt am 11. September.

Aufserdem geben noch einige Personen auf dem Fragebogen an, dafs sie auf Johannaberg an einem oder mehreren Tagen sich einmal unpäfslich gefühlt und an leichten Verdauungsstörungen gelitten hätten. Auf Grund dieser Angaben aber nachträglich acht Typhusfälle zu diagnostizieren, wie manche wollen, dazu kann ich mich nicht entschliefsen. Zudem konnte ich durch Nachfrage bei dem behandelnden Arzt ermitteln, dafs einige dieser Personen sicher nicht an Typhus, sondern an dem geringfügigsten Magendarmkatarrh ohne Fieber gelitten hatten.

Von den erstgenannten vier Fällen kann man wohl aber mit Sicherheit annehmen, dafs sie während der Zeit ihres Aufenthalts auf Johannaberg den Typhuskeim in sich aufgenommen haben. Es steht aber weiter fest, dafs das Kind P. täglich in Detmold zum Nachhilfeunterricht gewesen ist und ferner, dafs die beiden Kinder de l. C. sich einige Male in Detmold aufgehalten haben und dort in einer Konditorei

Erfrischungen eingenommen haben. Für diese Fälle ist es also zum mindesten ebenso wahrscheinlich, dafs sie sich in Detmold infiziert haben. Von dem vierten Kranken wird versichert, dafs er während des Aufenthalts auf Johannaberg nicht in Detmold war; bei Ankunft und Abfahrt aber wird natürlich die Stadt stets passiert, womit ein mehr oder minder langer Aufenthalt verbunden ist. Ferner mufs erwähnt werden, dafs die Sommerfrische mit Detmold durch elektrische Bahn verbunden ist und einen überaus regen Verkehr mit der Stadt unterhält. Auch wird ein Teil der Naturalien täglich dorther bezogen. Unter Berücksichtigung aller dieser Umstände hat es meines Erachtens durchaus nichts Auffallendes, dafs auch auf Johannaberg einige Typhusinfektionen vorgekommen sind. Im Gegenteil, man könnte sich höchstens darüber wundern, dafs in dem dichtbewohnten Hause die Seuche nicht weiter um sich gegriffen hat, eine Erscheinung, die sich wohl aus der überaus günstigen Lage und den vorzüglichen Wohnungsverhältnissen erklärt.

Wären die vier Fälle durch das Johannaberger Wasser hervorgerufen, so wäre es doch aufserordentlich wunderbar, dafs von dem Personal, welches viel kontinuierlicher und intensiver mit dem vermeintlichen Infektionsstoff in Berührung gekommen ist, kein einziger erkrankte. Zumal da die Dienstmädchen ganz besonders stark von der Krankheit heimgesucht werden, wie die Detmolder Epidemie zu lehren scheint. Sollte das ganze Personal von 20 bis 25 Personen immun gewesen sein? Auch das ist noch nicht einmal wahrscheinlich, da eines der Dienstmädchen später am 3. Oktober tatsächlich erkrankt ist, als von Wasser keine Rede mehr war. Ist es nicht sehr auffallend, dafs unter den vier Typhuskranken Johannabergs sich drei solche befinden, die sich nachgewiesenermafsen häufig im Epidemiegebiet aufgehalten haben? Es wäre also, wie mir jeder unbefangene Beobachter zugeben wird, höchst unnatürlich, wollte man die genannten vier Fälle auf Infektion mit Berlebecker Wasser zurückführen. Ihr Wert für die Wassertheorie wird noch zweifelhafter, wenn man bedenkt, dafs gleichzeitig mit der Detmolder Epidemie auch in der Umgebung Typhus vorgekommen ist, und zwar in solchen Orten, die mit Detmolder Wasser nichts zu tun haben. So in Vahlhausen bei Horn ein Fall am 2. September, in Waldheide, 4 km von der Stadt entfernt, vier Fälle in einem Hause; die letzteren wurden alle am 29. August gemeldet. Eine Person davon ist öfter in Detmold gewesen, hat also möglicherweise den Ansteckungstoff von dort mitgebracht. Man sieht also, auch ohne Berlebecker Wasser sind gleich im Anfang der Epidemie in der Umgebung von Detmold Leute an Typhus erkrankt.

Man wird daher auch keinen Fehler begehen, wenn man den vier Johannaberger Fällen jede Beweiskraft für die Hypothese der Verseuchung der Berlebecker Quellen abspricht.

Das Detmolder Wasser wurde aber noch an einer Reihe anderer Stellen aufserhalb des Seuchengebiets getrunken, nämlich:

1. Im Hause des Landwirts St., einem isoliert stehenden Gebäude auf dem Hiddeserberg, dicht neben dem Hochbehälter; war bewohnt von 12 Personen, darunter 5 Kindern.

2. In der Villa Hammonia mit 4 Personen (in der Schanze gelegen).

3. In der oberen Mühle, einem isolierten Haus an der Grenze mit 11 Personen (4 Kindern).

4. In der Bahnstation Remmighausen. Diese bezieht nämlich regelmäfsig im Sommer wegen Versiegen des Brunnens das Wasser vom Bahnhof Detmold. Es wird nach Bedarf mit jedem beliebigen Zuge oder mit irgendeiner Lokomotive in Kannen nach Remmighausen befördert und dort regelmäfsig von 19 Personen, darunter 10 Kindern, benutzt. Im Sommer 1904 begann dieser Wassertransport Anfang August.

In allen diesen Häusern mit zusammen 46 Personen, darunter 19 Kindern, ist kein einziger Fall vorgekommen, was zum mindesten aufserordentlich auffallend ist, wenn das Wasser wirklich so infektiös gewesen wäre, wie behauptet wurde.

Berlebeck bleibt typhusfrei.

Berlebeck bleibt typhusfrei. Aber ich bin mit der Aufzählung auffallender Erscheinungen noch nicht zu Ende. Wie ich früher erwähnt habe, nimmt die Berlebecke den recht ergiebigen Überlauf aus dem städtischen Stollen auf. Ist also unser Wasser eine Zeitlang verseucht gewesen, so mufs auch der Bach den Krankheitsstoff enthalten haben.

Nun stehen in dem Dorfe Berlebeck, welches dicht unterhalb der Quellen beginnt, 15 Häuser an diesem Bach, von denen 10 ihr gesamtes Gebrauchs- und Trinkwasser aus ihm schöpfen, wie das Reichsgesundheitsamt selbst festgestellt hat. In Wirklichkeit sind es aber noch viel mehr gewesen. Denn da im vorigen Sommer infolge der Dürre weit und breit die Brunnen versiegt waren, so wurde noch von den Bewohnern einer grofsen Anzahl anderer Häuser das Bachwasser geholt. Ferner weifs jeder, der die Gegend kennt, dafs die Dorfjugend sich sommertags in grofser Menge an und in der Berlebecke tummelt, das ferner auch der Bach zum Wäschespülen benutzt wird, dafs also täglich eine grofse Anzahl Menschen mit ihm in Berührung kommt. Wenn man diese Zahl auf 150 schätzt, so wird das eher zu wenig als zu viel sein.

Nun sind in Berlebeck in der ersten Zeit der Detmolder Epidemie zwei Fälle vorgekommen, nämlich:

1. Maurer D. (2. September), der ständig in Detmold gearbeitet hat, also auch sich dort infiziert haben wird.

2. Kind M. (12. September), 7 Jahre alt, welches aber in einem Hause wohnt, das weit entfernt vom Bach liegt und eine ganz andere Wasserversorgung hat. Das Kind hat aber auf Befragen zugegeben, einmal aus dem Bach getrunken zu haben. Von anderer Seite ist auf diese Angabe Wert gelegt worden; für mich scheidet sie als völlig belanglos aus, schon aus dem Grunde, weil es sich um die Aussage eines siebenjährigen Kindes handelt, und weiter weil es der einzige Fall gewesen wäre, der sich an dem Wasser infiziert hätte.

Man kann also ohne Zögern sagen, dafs das Dorf Berlebeck verschont geblieben ist, obwohl zahlreiche Bewohner mit dem infizierten Wasser in Berührung gekommen sind. Auch dem Reichsgesundheitsamt ist diese Tatsache aufgefallen, und es gibt folgende Erklärung dafür:

»Da das Wasser in offenem, dem Licht ausgesetzten Bett mit mäfsigem Gefälle fliefst, so ist auch zu erwarten, dafs Typhuskeime bald abgetötet werden und eine Infektion nur ausnahmsweise erfolgt. Denn nach zahlreichen Untersuchungen sind die Typhuskeime im fliefsenden Quellwasser bei 8 bis 10° Temperatur schon nach vier Tagen, in strömendem, dem Licht ausgesetzten Wasser schon nach wenigen Stunden abgetötet.«

Darauf ist zu erwidern, dafs die Berlebecke gar kein mäfsiges, sondern ein starkes Gefälle (ca. 3 : 100) hat und mindestens Gehgeschwindigkeit besitzt. Das Wasser legt also die wenigen Hundert Meter von der Mündung des Überlaufs bis zu den Häusern des Dorfes in höchstens 10 bis 15 Minuten zurück. Ob eine so kurze Belichtung genügt, um Bakterien zu töten, erscheint doch im höchsten Grade zweifelhaft, besonders wenn man sich erinnert, dafs in Gelsenkirchen nach Ansicht von bakteriologischen Autoritäten das Wasser des Eibergbaches nach Zurücklegung von etwa 1300 m eine Epidemie von mehreren Tausend Typhusfällen hervorgerufen haben soll. Wie man sieht, ist es bedenklich, epidemiologische Schlüsse aus irgendeiner bakteriologischen Beobachtung zu ziehen; in den allermeisten Fällen gibt es andere, mit denen man genau das Gegenteil beweisen kann.

Auffallenderweise spricht das Reichsgesundheitsamt kurz vor den oben mitgeteilten Sätzen die Vermutung aus, dafs das Kind M. infolge des Genusses von Bachwasser erkrankt sei. Was soll man nun glauben, dafs das Wasser der Berlebecke den Typhusfall M. hervorgerufen hat, oder dafs die Typhusbazillen in diesem Bach infolge kurzer Belichtung abgestorben sind?

Die Trinkwasserertheorie nimmt an, dafs der Typhus des Epidemiegebiets der Stadt Detmold durch ihre zentrale Wasserversorgung hervorgerufen ist. Demgegenüber haben die vorstehenden Betrachtungen die auffallende Tatsache ergeben, dafs derselbe Gifttrank, der in Detmold eine grofse Epidemie erzeugt haben soll, aufserhalb des Seuchengebiets von einer grofsen Anzahl Personen ohne Schaden genossen werden konnte. Sollte diese Tatsache nicht auch den gröfsten Wasserfanatiker stutzig machen?

Ich mufs mich nun noch kurz mit einer bakteriologischen Untersuchung beschäftigen.

Ty.-Bazillenbefund im November.

Typhusbazillen im Wasser. In derselben Zeit, als die vorübergehende Zunahme der Keimzahl im Detmolder Wasser beobachtet wurde, also im November, als die Epidemie schon fast verklungen war, wurden von militärärztlicher Seite auch Bazillen im Wasser gefunden, die nach dem Ergebnis der Untersuchungen für Typhusbazillen gehalten wurden, und zwar sollen sie am 19. und 20. November im Wasser gewesen sein. Am 28. erschien eine amtliche Bekanntmachung des Magistrats, worin vor dem Genufs des ungekochten Wassers gewarnt wurde. Das typhusbazillenhaltige Wasser war also 8 bis 9 Tage lang in unverändertem Zustande von der Bevölkerung gebraucht worden, abgesehen von einigen wenigen, die auch damals noch immer das Wasser abkochten, obwohl von der Epidemie nicht mehr viel die Rede und das Wasser bei jeder Untersuchung für tadellos erklärt war.

Vorausgesetzt also, dafs die heutigen Untersuchungsmethoden zuverlässig genug sind, und dafs es sich um wirkliche Typhusbazillen gehandelt hat, so war damals gewifs Gelegenheit genug zum Ausbruch einer neuen Epidemie vorhanden, denn der Ansteckungsstoff ist in jener Zeit in hinreichender Menge von der Bevölkerung mit dem Wasser aufgenommen worden. Trotzdem blieb die neue Epidemie aus.

Man hat zur Erklärung dieser auffälligen Erscheinung gesagt, die Bewohner Detmolds seien damals schon infolge der Durchseuchung immun gewesen. Ich würde diese Deutung nur beiläufig erwähnt haben; da aber auch Autoritäten sich ihr angeschlossen haben, so mufs ich mich einen Augenblick ernstlich mit der Widerlegung dieser Ansicht beschäftigen.

Ich will die Zahl der Typhuskranken hoch greifen und auf 1000 schätzen. Demnach wären bei 13000 Bewohnern 12000 von der Seuche verschont geblieben. Sollten diese alle wirklich im November immun gewesen sein? Das wäre doch im höchsten Grade unwahrscheinlich, denn inzwischen waren die Familien, die in hellen Scharen bei Ausbruch der Seuche geflüchtet waren, zurückgekehrt. Ferner war inzwischen der 1. Oktober gewesen, wo mit dem Personalwechsel und den Umzügen zahlreiche Personen aus nicht durchseuchten Gegenden in die Stadt gekommen waren.

Und schliefslich sind auch nach jenem Einbruch von Typhusbazillen im Dezember einige Personen an Typhus erkrankt, wie von der Gegenseite angenommen wird per contagionem. Also diese hätten doch wenigstens schon im November erkranken können, aber auch das ist nicht geschehen.

Die Immunität kann man also wohl kaum für das Ausbleiben neuer Erkrankungen nach der Reïnfektion verantwortlich machen.

Es könnte aber jemand sagen, schon die Tatsache, dafs überhaupt einmal verdächtige Bazillen im Wasser gefunden wurden, zeigt, dafs das Wasserrohrnetz an einer Stelle der Aufsenwelt zugänglich ist und macht es wahrscheinlich, dafs die Epidemie auf diese Weise entstanden ist.

Darauf ist zu erwidern, dafs der Einbruch der vermeintlichen Typhusbazillen im November unter ganz exceptionellen Verhältnissen stattgefunden hat, wie schon früher angedeutet. Während nämlich die kleinen Regen vorher sich in dem Schwanken der Keimzahl nicht bemerkbar gemacht hatten, also auch nicht ins Grundwasser gedrungen waren, fielen nun im November zum ersten Male nach der grofsen Dürre wolkenbruchartige Regen; in den drei Tagen vom 8. bis 10. November 69,3 mm. Dafs diese Wassermassen durch den ausgetrockneten Boden Bakterien in gröfserer Zahl mit in die Tiefe rissen, ist um so wahrscheinlicher, da gleichzeitig die früher erwähnten Erdarbeiten an der gefährlichsten Stelle, nämlich an der Wildsuhle, vorgenommen wurden. Unter diesen Bakterien befanden sich auch jene, die als Typhusbazillen angesprochen wurden. Diese stammten möglicherweise, wie das Reichsgesundheitsamt selbst annimmt, von einem bei den erwähnten Erdarbeiten beschäftigten Arbeiter, welcher vorher typhuskrank war. In seinem Urin konnten auch Typhusbazillen nachgewiesen werden, ebenso in dem

Boden rings um die Quelle, allerdings »nach umständlichen Untersuchungen«, wie das Reichsgesundheitsamt sagt.

Wie man sieht, mufsten eine Reihe ganz aufsergewöhnlicher Umstände zusammentreffen, um den Keimgehalt des Detmolder Wassers zu steigern und jene verdächtigen Bazillen mit hinein zu bringen. In der ganzen Zeit vor der Epidemie aber haben auch nur entfernt ähnliche Verhältnisse nicht bestanden. Deshalb sind auch alle Rückschlüsse, die man aus den Untersuchungen des Wassers im November auf seine Beschaffenheit im August machte, absolut wertlos.

Man hat natürlich auch gesagt, dafs die neuen Typhusfälle im November wegen mangelnder Virulenz der Bazillen ausgeblieben seien, ein Begriff, der immer ins Feld geführt wird, wenn man derartige Verhältnisse nicht erklären kann. Was man davon halten will, mufs jedem selbst überlassen bleiben, irgendwelche Unterlagen für die Beurteilung derartiger Vermutungen sind nicht vorhanden.

Falls es sich aber damals um echte Typhusbazillen gehandelt hat, so ergibt sich eins mit Sicherheit aus dem Befund, dafs nämlich das Wasser ein aufserordentlich schlechter Vermittler des Typhuskeims ist, wie das selbst Koch in seinem Vortrag über die »Bekämpfung des Typhus« 1903 ausgesprochen hat, indem er sagt:

»Zunächst ist mir aufgefallen, dafs die Typhusbazillen sich im Wasser nur sehr kurze Zeit halten. Es kommt ja doch gar nicht so selten vor, dafs ein Brunnen infiziert wird, und dafs eine Anzahl Menschen rings um denselben erkrankt. Ich habe öfters Gelegenheit gehabt, in einem solchen Falle das Wasser untersuchen zu lassen. Es ist uns nur ein einziges Mal gelungen, soviel ich mich im Augenblick entsinne, Typhusbazillen darin nachzuweisen, und in diesem Falle auch nur deswegen, weil immer wieder von neuem Fäkalien in den Brunnen hineingespült waren. Ich gewann somit die Überzeugung, dafs das Verhalten der Typhusbazillen zum Wasser doch ein ganz anderes ist, als wir uns dies früher vorgestellt haben«.

Angesichts dieser Worte, die wie Hohn auf die Trinkwassertheorie klingen, wird man es schwer begreiflich finden, dafs man die Detmolder Epidemie trotz der Dürftigkeit des Beweismaterials dennoch auf das Wasser zurückzuführen versucht hat.

Der Verlauf der Epidemie.

Der Verlauf der Epidemie. Ich komme nun zu dem dritten und letzten angeblichen Beweis für die Richtigkeit der Trinkwassertheorie, welcher hier und anderwärts in dem explosionsartigen Auftreten von zahlreichen Erkrankungen gefunden wird. Man geht sogar so weit, dafs man behauptet, die Trinkwassertheorie sei die einzige, welche gerade diese Eigentümlichkeit einer Epidemie plausibel zu erklären imstande sei. Dabei stellt man sich vor, dafs die Fälle des ersten Ausbruchs durch das Wasser hervorgerufen werden, während die sich daran anschliefsenden Neuerkrankungen durch Kontaktinfektion entstehen sollen.

Wie weit der Verlauf der Detmolder Epidemie in dies Schema pafst, will ich nun etwas eingehender erörtern.

Zunächst könnte man die Frage aufwerfen, weswegen nicht die ganze Bevölkerung erkrankt ist. Darauf wird von der Wissenschaft die durchaus richtige Antwort erteilt, dafs nicht alle Menschen gleichmäfsig für Typhus empfänglich sind. Die Richtigkeit dieser Erklärung geht schon daraus hervor, dafs man nicht selten Fälle beobachtet, wo zahlreiche Personen, die gleiche Gelegenheit haben, sich an einem Typhuskranken anstecken und doch nur einer oder gar keiner erkrankt.

Wir wollen also zunächst als richtig annehmen, dafs die ca. 800 Kranken in Detmold die Summe der besonders empfänglichen Personen darstellen. Nun ist es weiter eine unbestreitbare Tatsache, dafs bei unserer Epidemie eine grofse Reihe von Personen erkrankt sind, die überhaupt keinen Tropfen Wasser zu trinken pflegten. Dahin gehören vor allem die vielen beschäftigungsarmen wohlhabenden Leute, die ihr ohnehin geringes Flüssigkeitsbedürfnis in Wein, Bier, Kaffee und ähnlichen Getränken zu befriedigen pflegen. Jedem von uns, der bei unserer Epidemie seine Aufmerksamkeit darauf gerichtet hat, ist eine nicht kleine Anzahl von Typhuskranken zur Beobachtung gekommen, die mit Bestimmtheit versicherten, niemals Wasser getrunken zu haben. Wie sind nun diese zu ihrem Typhus gekommen? Von den Wassertheoretikern wird auf diese Frage geantwortet, dafs das Gebrauchswasser, welches zum Waschen und Mundspülen etc. benutzt wird, ebenso gefährlich sei wie das getrunkene. Auch diese Erklärung mufs man, wenn man überhaupt an Wasserinfektion glaubt, gelten lassen. Denn es ist eine allgemein anerkannte Lehre der Bakteriologie, dafs schon minimale Mengen infektiösen Materials ausreichen, um Krankheit hervorzurufen Wenn also das Wasser typhusbazillenhaltig ist, dann ist der Tropfen, welcher die Lippen netzt, ebenso gefährlich wie das Glas Wasser, welches getrunken wird.

Auf Grund der technischen Einrichtung des Wasserwerkes kommen wir ferner zu folgender Erkenntnis:

Fliefst aus dem Quellgebiet kürzere oder längere Zeit infiziertes Wasser in die zum Hochbehälter führende Leitung, so wird ein Zeitpunkt kommen, wo dieses etwa 1000 cbm, also fast den Tagesbedarf fassende und ständig beinahe gefüllte Bassin infiziert ist und nun lediglich infiziertes Wasser an die Stadt abgibt. Innerhalb des städtischen Rohrnetzes ist aber die Zirkulation eine ziemlich schnelle, da sein Inhalt, wie schon bekannt, fünfmal am Tage verbraucht wird. Man wird also sicher das Richtige treffen, wenn man annimmt, dafs sich das verseuchte Wasser in kürzester Zeit, sicher in 24 Stunden, über die ganze Stadt verbreitet hat. Hier treffen wir uns gut mit der Trinkwassertheorie, da gerade diese Annahme für sie eins der wichtigsten Fundamente darstellt; denn auf diese Weise glaubt sie das plötzliche und gleichzeitige Auftreten der Krankheit an den verschiedensten Enden der Stadt am besten erklären zu können.

Wenn wir nun weiter mit den Bakteriologen eine derartige Gefährlichkeit des Wassers voraussetzen, dafs schon die flüchtige Berührung mit ihm Infektion hervorruft, so ist gar nicht einzusehen, warum die empfänglichen Personen nicht alle an einem Tage infiziert worden sind, die Zahl der Kranken also von vornherein nicht noch viel gröfser gewesen ist. Denn innerhalb 24 Stunden konnte jeder Bewohner Detmolds, der überhaupt Leitungswasser bezieht, mit diesem in Berührung kommen, sei es, dafs er es trinkt, oder es nur zum Waschen, Mundspülen etc. benutzt.

Das Rätsel erscheint noch viel gröfser, wenn wir uns folgendes vergegenwärtigen.

Bis in die letzten Zeiten der Epidemie, jedenfalls bis Mitte Oktober, kamen immer noch Fälle vor, deren Entstehungsweise ganz unaufgeklärt blieb. Das Wasser konnte die Ursache nicht sein, denn seine hypothetische Verseuchung Anfang August war viel zu lange her, und aufserdem war es seit Beginn der Epidemie nachgewiesenermafsen einwandfrei. Durch direkten Kontakt konnten die Fälle auch nicht entstanden sein; denn in den betreffenden Häusern war die Krankheit noch nicht vorgekommen, und jede auch nur denkbare Berührung mit dem Ansteckungsstoff wurde bei der grofsen Ängstlichkeit des Publikums auf das peinlichste vermieden. Jeder Tropfen Wasser, der aus der Leitung lief, wurde gekocht, das Brot im eigenen Hause nachgebacken, Desinfektion in der übertriebensten Weise geübt, und dennoch kamen fortgesetzt auch in den vorsichtigsten Kreisen neue Erkrankungen vor. Führt man solche Fälle auch auf Kontagion zurück, wie es die Bakteriologen der Kochschen Schule notgedrungen tun, so mufs jedenfalls der Weg, den die Bazillen zurückgelegt haben, ein sehr verschlungener und langer gewesen sein; und es ist absolut unverständlich, weshalb die Leute, die auf solche Weise erkrankten, sich nicht schon früher auf viel einfachere Art an dem bazillenhaltigen Wasser infiziert haben. Zu erklären wäre das nur, wenn man annähme, dafs die individuelle Disposition innerhalb kürzerer Zwischenräume grofsen Schwankungen unterliegt. Die spät Erkrankten müfsten also zur Zeit der Wasserverseuchung gerade wenig disponiert gewesen sein. Man beachte aber, um welche Summe von Kranken es sich bei dieser Voraussetzung handeln würde. Die Fälle bis zum 15. September etwa kann man, wenn die weitgehendsten Schwankungen der Inkubation angenommen werden, zur Not alle auf eine Infektion zurückführen. Dies sind nach Abzug der früher erwähnten 19 Kontaktfälle zusammen 394, demnach mufsten die übrigen 346 Kranken gerade zur Zeit der

Wasserinfektion unempfänglich und wenige Tage bis einige Wochen später für die Erkrankung empfänglich gewesen sein. Nun ich glaube, dafs auf diese vage, auf keine Beobachtung gegründete Hypothese auch der kühnste Wassertheoretiker nicht allzuviel bauen wird. Und ich meine, wir können viel eher annehmen, dafs die 346 später Erkrankten zur Zeit der Dissemination der Typhusbazillen überpaupt von dem Infektionsstoff nicht getroffen wurden, als dafs ihre Disposition damals gerade herabgesetzt war.

Beharrte jedoch die Trinkwassertheorie bei dieser letzteren Annahme, so würde sie mit einer früheren Ansicht in Widerspruch geraten. Denn um zu erklären, dafs nach der erneuten Typhusinfektion des Wassers im November die Erkrankungen ausblieben, nahm die Theorie an, dafs die überhaupt für Typhus empfängliche Bevölkerung durch vorausgegangene Erkrankung immunisiert gewesen sei. Es haben aber Tausende von Detmoldern den Typhus nicht gehabt, mufsten demnach durch natürliche Immunität geschützt gewesen sein. Würde man dieser letzteren nun ein periodisches Schwanken zuschreiben, so wäre es doch höchst erstaunlich, dafs nicht wenigstens einige von den ungezählten Personen im November gerade für die Krankheit disponiert gewesen sind.

Wir kommen also zu folgendem Schlufs: Hätte das Wasser in der fraglichen Zeit wirklich die vorausgesetzte grofse Infektiosität besessen, so hätten auch alle ca. 800 empfänglichen Personen etwa innerhalb 24 Stunden infiziert und die Epidemie mehr den Charakter einer Massenvergiftung haben müssen, wenn alle Personen auch an einem Tage erkrankt wären, d. h. wenn die Inkubationsdauer bei allen die gleiche gewesen wäre. Da diese jedoch individuell verschieden ist, so würden die einzelnen Erkrankungen nacheinander während eines längeren Zeitraums begonnen haben, deren Mafs ich gleich näher bestimmen will.

Wie ich an der Hand der Detmolder Epidemiekurve und einer Reihe anderer Beobachtungen mit hoher Wahrscheinlichkeit nachgewiesen habe, beträgt für die meisten Fälle die Inkubationsdauer 13 bis 18 Tage, ein Zeitraum, den man gut als Hauptinkubationsdauer[1]) bezeichnen kann. Ich habe nachstehenden Berechnungen sogar eine solche von 13 bis 19 Tagen zugrunde gelegt. Ob dieser der Wirklichkeit genau entspricht, ist übrigens für die endgültigen Schlüsse ziemlich belanglos, wie sich später herausstellen wird. Als äufserste Grenzen der Inkubation gelten allgemein der 7. und 21. Tag. Obwohl ich nicht glaube, dafs die Differenz häufig eine so grofse sein wird, so will ich doch zugunsten der Wassertheorie sogar den 7. und 24. Tag, also einen Abstand von 18 Tagen hier zugrunde legen.

Wir nehmen also an, dafs die allermeisten mit Typhus infizierten Personen am 13. bis 19 Tage nach der Infektion krank wurden, eine kleinere Gruppe am 7. bis 12. und eine letzte Gruppe am 20. bis 24. Tage.

Wäre es nun richtig, dafs unsere Epidemie infolge einer plötzlichen Wasserverseuchung entstanden ist, so würden auch, wie gezeigt, alle empfänglichen Personen plötzlich an einem Tage infiziert worden sein.

Dann hätte aber die Epidemie genau sieben Tage später mit den Fällen kürzester Inkubation beginnen und 24 Tage später mit den Fällen längster Inkubation beendet sein müssen. Die überwiegende Mehrzahl der Erkrankungen würde zwischen dem 13. und 19. Tage nach der Infektion vorgekommen sein. Nach dem 24. Tage hätten höchstens noch zugereiste oder solche Personen, die kein Leitungswasser benutzten, per contagionem erkranken können.

Ich komme daher zu folgendem allgemeinen Satz:

Die Dauer einer sogen. Wasserepidemie kann bei plötzlicher allgemeiner Wasserverseuchung höchstens gleich dem Intervall zwischen den äufsersten Grenzen der Inkubationszeit sein. Die meisten Personen werden während der Hauptinkubationszeit erkranken, beim Typhus am 13. bis 19. Tage post infectionem.

---

[1]) Nicht etwa Durchschnittsinkubationsdauer, was etwas anderes bedeuten würde. Vgl. Anmerkung am Schlufs (S. 65).

Wenden wir diesen Satz auf die Detmolder Epidemie an, und zwar zunächst auf die Form, wie die Kurve in Fig. 1 sie darstellt, so ergibt sich folgendes:

Da der Beginn der Epidemie auf den 29. August fällt, so hätte die hypothetische Infektion der Bevölkerung 6 bis 7 Tage früher, also am 22. bis 23. August, vor sich gegangen sein müssen. In der Zeit vom 29. August bis 3. September wären dann die Personen mit 7 bis 12 tägiger Inkubationszeit erkrankt. Vom 4. bis 10. September die Hauptmenge mit 13 bis 19 tägiger Inkubationszeit und vom 11. bis 15. September der Rest mit 20 bis 24 tägiger Inkubationszeit. Nochmals kurz tabellarisch ausgedrückt:

Infektion	22. bis 23. August
Beginn der Epidemie . . .	29. August
Höhepunkt der Epidemie .	4. bis 10. September
Ende der Epidemie . . .	15. September

Die Epidemie würde demnach vom 29. August bis 15. September, im ganzen also 18 Tage, gedauert haben. Wie ganz anders sieht nun aber in Wirklichkeit der Verlauf der Epidemie aus! (Vgl. Kurve Fig. 1.) Sie setzte am 29. August mit riesiger Vehemenz ein und hielt sich mit fast ungeschwächter Intensität fast vier Wochen lang, um dann abzunehmen und erst nach weiteren ca. 30 Tagen zu erlöschen.

Zum besseren Verständnis habe ich diese Verhältnisse in Fig. 3 graphisch dargestellt: Die ausgezogene Linie bedeutet den wirklichen Verlauf der Epidemie, mit der punktierten Linie sind unsere ca. 800 Fälle so eingetragen, wie man sich ihre Verteilung über die oben berechnete Zeit von 18 Tagen ungefähr denken kann. Gemäfs unserer Erörterungen fällt in dieser Kurve die Hauptzahl der Fälle auf den Abschnitt *b*, 13 bis 19 Tage nach der Infektion, während die Abschnitte *a* und *c* die übrigen Fälle mit kürzerer und längerer Inkubationszeit enthalten.

Die Kurve hat selbstverständlich nur ideellen Wert; es soll durchaus nicht behauptet werden, dafs die Epidemie genau so hätte verlaufen müssen, wenn sie durch verseuchtes Wasser entstanden wäre. So könnte z. B. der Kulminationspunkt an einer anderen Stelle liegen; oder es könnten in Wirklichkeit die äufsersten Grenzen der Inkubationszeit noch um einige Tage weiter voneinander entfernt sein. Die Kurve müfste dann noch um einen entsprechenden kleinen Abschnitt verlängert werden, sagen wir etwa um vier Tage, was dann einer Inkubationsdauer von 7 bis 28 Tagen entspräche, worin sicherlich alle Möglichkeiten inbegriffen wären. Aber selbst noch bei dieser Modifikation würde der enorme Unterschied auffallen zwischen der wirklichen Kurve und derjenigen, welche einer Wasserepidemie entsprechen müfste. Nun könnte man einwenden, dafs die Epidemie in Wirklichheit gar nicht zu steil begonnen habe; aber auch dann stimmt die Sache nicht. Denn nehme ich den 19. August als Beginn, wo sich bekanntlich der erste sichere Typhuskranke beim Arzt meldete, so würde allerdings der erste Verlauf bis zur eigentlichen Explosion am 29. August etwa dem schleichenden Anfang entsprechen, wie ihn die punktierte Kurve verlangt. Wir könnten dann ohne Bedenken annehmen, dafs der erste Kranke am 19. ein Fall mit kurzer etwa siebentägiger Inkubationszeit gewesen ist und würden demnach den 11. oder 12. August als Tag der Infektion bezeichnen können. Die Epidemie hätte also nach 13 bis 19 Tagen, d. h. am 25. bis 31. August ihren Höhepunkt und etwa am 5. September ihr Ende erreichen müssen. In Wirklichkeit hat sie aber noch wochenlang weiter gedauert.

Man kann sich von dem Unterschied sehr leicht ein Bild machen, wenn man sich die punktierte Kurve so weit nach links verschoben denkt, dafs ihr Gipfel etwa auf den 29. August fällt.

Noch viel krasser tritt dieser Unterschied bei der Cholera, die ja auch meistens auf das Wasser zurückgeführt wird, hervor, da bei dieser Krankheit die Inkubation von viel kürzerer Dauer ist und schon deshalb nicht so grofsen zeitlichen Schwankungen unterliegen kann. Ich will diese Verhältnisse an der Hamburger Epidemie von 1892 wieder mit Hilfe graphischer Darstellung kurz erörtern.

In Fig. 4 stellt wieder die ausgezogene Linie den wirklichen Verlauf der Epidemie dar. Mit der punktierten Linie[1]) sind die ca. 10000 Cholerafälle der Hamburger Epidemie eingetragen. Setzen wir voraus, dafs das Wasserleitungswasser der Träger des Infektionsstoffes war, so müfste die Infektion der Bevölkerung etwa am 14. bis 15. August erfolgt sein. Bei der kurzen, höchstens fünftägigen Inkubationszeit der Cholera hätte dann die Epidemie sehr schnell ihren höchsten Punkt und bereits nach ca. 5 Tagen ihr Ende erreichen müssen. Die Kurve müfste also ungefähr die Gestalt der punktierten Linie haben; in Wahrheit haben wir eine über viele Wochen sich erstreckende Epidemie vor uns mit dem Höhepunkt am 12. bis 15. Tage.

Was ergibt sich nun aus diesen Betrachtungen? Die Wassertheoretiker behaupten, ihre Theorie sei die einzige, welche imstande ist, den eigentümlichen Verlauf vieler Epidemien zu erklären. Sie nehmen an, dafs der vielfach explosionsartige Ausbruch infolge einmaligen plötzlichen Einbruchs von Krankheitserregern in das Wasserrohrnetz erfolgt, während die Fälle der späteren Zeit per contagionem entstehen sollen. Beide Annahmen stehen miteinander im krassesten Widerspruch. Denn wie meine Ausführungen gezeigt haben, dürfte es die Kontaktfälle nach der Wassertheorie eigentlich überhaupt nicht geben, da die Personen, die vermeintlich durch Ansteckung erkrankten, zu dem Infektionsstoff auf viel einfachere Weise schon vorher durch das Wasser gelangen konnten. Es ist somit mindestens verfrüht, wenn immer behauptet wird, dafs die Trinkwassertheorie die allein plausible Erklärung für derartige Epidemien sei. Denn wenn die Infektiosität des Wassers wirklich so

[1]) Die punktierte Linie ist unter der Annahme konstruiert, dafs die Verbreitung des Krankheitskeimes über die ganze Stadt an einem Tage stattgefunden hat. Es ist aber leicht einzusehen, dafs die Epidemie, auch wenn der Erreger zwei Wochen zur Verbreitung gebraucht hätte, unmöglich so lange hätte dauern können, wie in Wirklichkeit geschehen. Dazu ist die Inkubationszeit bei der Cholera zu kurz.

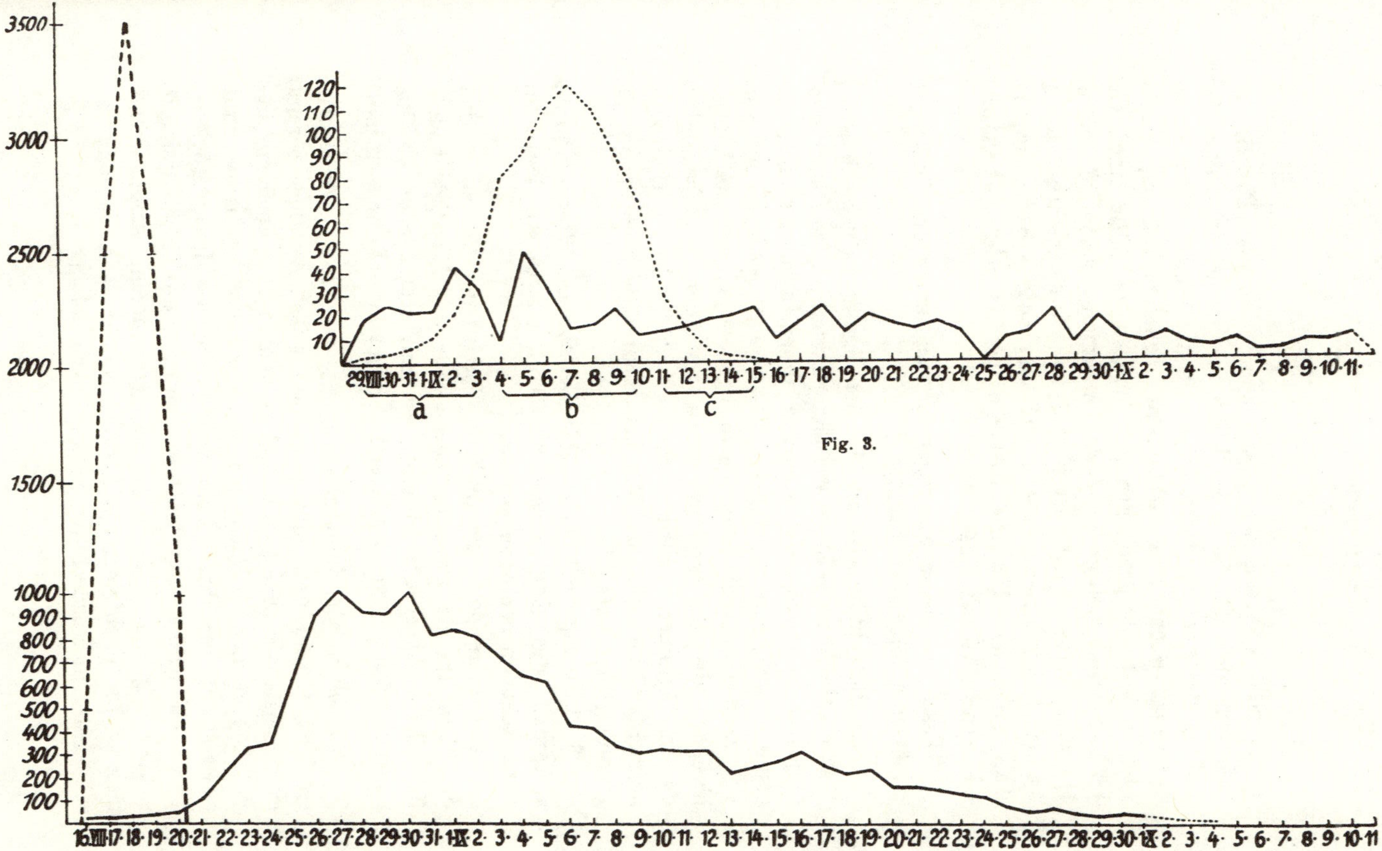
120
110
100
90
80
70
60
50
40
30
20
10
29.VIII. 30. 31. 1.IX. 2. 3. 4. 5. 6. 7. 8. 9. 10. 11. 12. 13. 14. 15. 16. 17. 18. 19. 20. 21. 22. 23. 24. 25. 26. 27. 28. 29. 30. 1.X. 2. 3. 4. 5. 6. 7. 8. 9. 10. 11.
a
b
c
3500
3000
2500
2000
1500
1000
900
800
700
600
500
400
300
200
100
16.VIII. 17. 18. 19. 20. 21. 22. 23. 24. 25. 26. 27. 28. 29. 30. 31. 1.IX. 2. 3. 4. 5. 6. 7. 8. 9. 10. 11. 12. 13. 14. 15. 16. 17. 18. 19. 20. 21. 22. 23. 24. 25. 26. 27. 28. 29. 30. 1.X. 2. 3. 4. 5. 6. 7. 8. 9. 10. 11

Fig. 3.

Fig. 4.

hochgradig gewesen wäre, wie man nach der Theorie annehmen mufs, so hätte die Epidemie bei der schnellen Verteilung des Ansteckungsstoffes durch das Wasser niemals ihre Intensität wochenlang so konstant behalten können, wie es hier in Detmold geschehen ist, sondern sie hätte einen viel kürzeren und heftigeren Verlauf nehmen müssen. Die beliebte Einteilung der Fälle in Wasser- und Kontaktinfektionen ist ein willkürliches Schema, in das sich die Detmolder Epidemie absolut nicht hineinzwängen läfst.

Fasse ich meine bisherigen Betrachtungen zusammen, so ergibt sich folgendes Resultat.

Schlufsfolgerungen.

1. Alle Schlüsse, die aus der Beteiligung der verschiedenen Häuserkategorien gezogen werden, sind subjektive Deutungen. Objektiv beweisen läfst sich aus ihnen absolut nichts, besonders nicht, dafs das Wasser die Ursache der Epidemie war.

2. Die spärlichen Beobachtungen, die über die Durchlässigkeit des Quellgebietes gemacht wurden, sind belanglos, da im Sommer gänzlich andere natürliche Verhältnisse herrschten, als wie den Versuchen und Beobachtungen zugrunde gelegt waren.

3. Das angeblich verseuchte Berlebecker Wasser konnte aufserhalb des Epidemiegebietes von zahlreichen Personen ohne Schaden genossen werden.

4. Gerade der eigentümliche Verlauf der Epidemie, den die Wassertheorie als Hauptbeweis für ihre Richtigkeit stets für sich in Anspruch nimmt, ist mit Hilfe jener absolut nicht zu erklären, wenn man sich streng an ihre Prämissen hält.

So sehen wir denn alle Stützen der Trinkwassertheorie erschüttert und das ganze Gebäude selbst, welches bereits den meisten sturmerprobt und unvergänglich erschien, ins Wanken geraten. Sind wir aber im stande, ein neues und besseres zu errichten? Leider sind wir von dieser Möglichkeit noch recht weit entfernt und müssen uns vorläufig damit zufrieden geben, vorsichtig nach gesunderem Baugrund zu tasten. Die nachfolgenden Erörterungen mögen als ganz bescheidener und schwacher Anfang dazu gelten.

Zunächst erscheint es mir zweckmäfsig, den Versuch zu machen, einige Eigenschaften des Ansteckungsstoffes und seiner Verbreitungsweise aus den Eigentümlichkeiten der Epidemie abzuleiten. Es steht fest, dafs der Krankheitsstoff plötzlich unter die Bevölkerung gekommen und gleich einer gröfseren Anzahl Personen zugänglich geworden ist. Denn sonst wäre die grofse Zahl von 178 Kranken in der ersten Woche gar nicht zu erklären.

Der Ansteckungsstoff kann aber unmöglich allen empfänglichen Personen zu gleicher Zeit zugänglich gewesen sein, wie man nach der Wassertheorie anzunehmen gezwungen ist, denn dann hätten sich die 800 Erkrankungsfälle auf einen viel kürzeren Zeitraum zusammendrängen müssen, wie ich früher ausführlich dargelegt habe. Vielmehr mufs das Krankheitsgift eine längere Zeit kontinuierlich fortgewirkt und an Ausbreitung durch Propagation aufserhalb des menschlichen Körpers gewonnen haben, denn sonst hätten nicht fortgesetzt bis in den Ausgang der Epidemie hinein Fälle vorkommen können, die weder auf Wasserinfektion noch auf direkter Kontagion beruhten.

Dafs eine Reihe von Personen auch durch direkte Kontaktinfektion erkrankt sind, steht damit nicht in Widerspruch.

Weitere Schlüsse kann man, wie ich glaube, aus den Eigentümlichkeiten der Epidemie nicht ziehen.

Es entstehen nun sofort drei weitere Fragen, die ich noch besprechen mufs, nämlich:

1. Woher stammte der Ansteckungsstoff?
2. Welche Ursachen brachten die Epidemie zum Erlöschen?
3. Auf welche Weise hat sich der Krankheitskeim verbreitet?

1. Woher stammte der Ansteckungsstoff?

Auf diese Frage gibt es nur eine Antwort: Wir wissen es nicht! Ich scheue mich um so weniger, das auszusprechen, als die Trinkwassertheorie ja auch nicht sagen kann, woher die Typhusbazillen stammten, die angeblich in das Wasser gelangt sein sollen. Wir brauchen uns darüber gar nicht zu wundern, denn schon häufig ist unter ähnlichen, ganz übersichtlichen Verhältnissen die Herkunft des Ansteckungskeimes trotz emsigster Bemühungen der Bakteriologen unaufgeklärt geblieben. Besonders reich an derartigen Erfahrungen ist die Choleraforschung. So trat mitten in Frankreich im Zuchthause Nanterre bei Paris im April 1892 die Cholera epidemisch auf, ohne dafs festgestellt werden konnte, woher der Krankheitskeim in die Anstalt gekommen ist. Ebenso rätselhaft ist das Auftreten der Cholera in der Irrenanstalt zu Nitleben bei Halle im Jahre 1893 gewesen. Auch in Hamburg konnte im Jahre 1892 nicht eruiert werden, wer den Cholerabazillus mitgebracht hatte.

Man hat sich hier in Detmold allerhand Ansichten über die Herkunft des Typhuskeimes gebildet, von denen ich eine nicht unerwähnt lassen möchte. Es wurde nämlich von vielen Seiten die Entstehung der Seuche auf die starken Bodenumwälzungen zurückgeführt, die bei den vorgenommenen Kanalisationsarbeiten stattfanden.

Die Beseitigung der Abfallstoffe wurde vor Anlage der Kanalisation hier in Detmold besonders in früheren Epochen nicht gerade sehr hygienisch gehandhabt. Bei den Häusern befanden sich Gruben von zweifelhafter Dichtigkeit, deren Überlauf vielfach in die sog. Feuerkanäle mündete, die, dicht unter dem Pflaster gelegen, ein Kanalsystem mit mangelhaftem Gefälle und vielfach stagnierendem Inhalt bildeten. In der Altstadt befinden sich zwischen den Häusern sog. Gazen (Gassen), Zwischenräume von ca. 1 m Breite, in denen sich allerhand zweifelhafter Unrat ansammelt. In früheren Jahrzehnten sind auch an vielen Stellen die menschlichen Exkremente in diese Gazen geleitet worden, von wo sie dann durch mehr oder minder verstopfte Seihen in die Feuerkanäle verschwanden oder wenigstens verschwinden sollten. Wie man sieht, ist Gelegenheit zu Bodenverseuchung in Detmold in früheren Zeiten genug vorhanden gewesen, auch Typhusmaterial ist mit gröfster Wahrscheinlichkeit in den Boden gelangt, da ja die Krankheit in der Stadt endemisch war. Wenn es also richtig ist, dafs Typhuskeime sich längere Zeit im Boden halten können, so wäre es denkbar, dafs solche hier bei den Kanalisationsarbeiten wieder in gröſserer Menge zutage gefördert wurden und bei der eminenten Trockenheit auch weitere Verbreitung fanden. Ob aber auf einen solchen Vorgang die Entstehung einer Epidemie zurückzuführen ist, muſs natürlich vorläufig unentschieden bleiben. Gegen eine derartige Annahme scheint die Tatsache zu sprechen, daſs die Straſsen, wo kanalisiert wurde, durchaus nicht stärker heimgesucht wurden als die anderen, wo nicht gearbeitet wurde. Auch sind von den Erdarbeitern durchaus nicht auffallend viele erkrankt, was man doch bei einer Bodenverseuchung erwarten sollte, von ca. 100 bis 120 Arbeitern erkrankten im ganzen sieben Mann. Die Kanalarbeiter waren allerdings zum gröſsten Teil Polen und Italiener, von denen behauptet wird, — ob mit Recht, ist mir unbekannt, — daſs sie meist schon Typhus gehabt hätten.

Also, um es noch einmal kurz zusammen zu fassen: Über die Herkunft des Typhusgiftes in Detmold wissen wir absolut nichts.

2. Welches sind die Ursachen des Erlöschens der Epidemie?

Auf diese Frage sind wir ebenfalls nicht imstande, eine halbwegs genügende Antwort zu geben.

Von den Kontagionisten wird die Durchseuchung der Bevölkerung dafür verantwortlich gemacht. Doch ist diese Annahme von v. Pettenkofer auf Grund zahlreicher epidemiologischer Choleraheobachtungen bereits gründlich widerlegt worden, so z. B. für Leipzig.

»Als im Herbst 1866 die Leipziger Messe, unmittelbar nachdem die Epidemie ihren Höhepunkt erreicht hatte, begann und sich die Einwohnerzahl von Leipzig während der Messe durch Zugereiste geradezu verdoppelte, trat trotzdem ein rapider Abfall der Epidemie ein«.[1])

Ähnlich ging es 1887 in Messina. Dort erlosch ebenfalls die Cholera trotz der massenhaften Rückkehr der Choleraflüchtlinge (schätzungsweise ca. 30000 bis 40000) genau wie

[1]) Vgl. »Der epidemiologische Teil des Berichtes der Cholerakommission von 1883, besprochen von M. v. Pettenkofer.« München-Leipzig 1888. S. 93.

in Leipzig, obwohl nachher noch 43 Cholerafälle vorkamen, »während sonst«, schreibt v. Pettenkofer, »ein einziger Cholerakranker oder auch nur sein Hemd genügt, um ganze Länder anzustecken, brachten diese 43 Fälle unter den zahlreich zurückgekehrten Choleraflüchtlingen doch nicht mehr das geringste Aufflackern der erlöschenden Ortsepidemie zustande«. Und weiter: »Wenn ein Ort seine Cholera zu verlieren beginnt, vermögen einzelne Kranke ankommende Gesunde nicht mehr anzustecken«. Die Durchseuchung der Bevölkerung ist also mit Sicherheit nicht für das Erlöschen der Epidemie verantwortlich zu machen.

Die Lokalisten haben an klimatische Einflüsse gedacht und besonders stärkere Regenfälle mit der Abnahme der Seuche in Zusammenhang gebracht.

Hier in Detmold schlofs sich das Volksempfinden dieser Ansicht durchaus an. Als in jenem unheilvollen September vorigen Jahres die alles Leben hemmende Dürre fortgesetzt anhielt, konnte man oft von Ärzten und Laien die Worte hören: »Wenn es nur regnen wollte, dann würde die Epidemie auch nachlassen!«

Der erste nennenswerte Regen nach Ausbruch des Typhus fiel vom 13. auf den 14. September mit 16,3 mm Höhe, die beiden nächsten Tage brachten dann noch 1,1 und 8,5 mm Regen, zusammen 25,9 mm, dann folgten wieder sieben trockene Tage. Wenn die 25,9 mm Regen, die am 13. September und an den folgenden Tagen fielen, wirklich imstande waren, eine Abnahme der Epidemie zu bewirken, so konnte sich dieser Einflufs erst bemerkbar machen nach einem Zeitraum, der der Hauptinkubationsdauer des Typhus entspricht, also nach 13 bis 18 Tagen, wie früher berechnet. In der Tat begann die Epidemie, wie die Kurve zeigt, am 1. Oktober, also 17 Tage nach dem ersten Regen, ziemlich schnell und fast stetig abzunehmen.

Ob das Zufall ist, oder ob wirklich ein innerer Zusammenhang zwischen dem Regen und dem Erlöschen des Typhus besteht, mufs vorläufig unentschieden bleiben. Nur bin ich der Ansicht, dafs man an derartigen Beobachtungen nicht achtlos vorübergehen darf, und deshalb habe ich sie mitgeteilt.

3. Auf welche Weise verbreitet sich der Ansteckungsstoff?

Das ist die Kardinalfrage der ganzen Seuchenlehre; wer sie beantworten kann, hat eins der schwierigsten Probleme gelöst. Um auf diesem Gebiete vorwärts zu gelangen, mufs ich noch einmal auf eine bestimmte Kategorie von Fällen zurückkommen, die mir verwertbare Fingerzeige für die Lösung des Rätsels zu geben scheinen.

Aus der Zeit vom 20. September bis Ende Oktober, jedenfalls aus den späteren Zeiten der Epidemie, konnte ich leicht ca. 50 Fälle herausfinden und hätte ihre Zahl ohne Mühe noch vergröfsern können, deren Entstehungsweise nach der herrschenden Theorie äufserst schwer zu erklären ist.

Am Wasser konnten sich die betreffenden Kranken nicht angesteckt haben, denn es war ja seit über drei Wochen nachgewiesenermafsen einwandfrei. Für direkte Übertragung ferner waren in diesen Fällen absolut keine Anhaltspunkte zu finden, wie mir von den behandelnden Kollegen für jeden einzelnen Fall versichert worden ist; sie ist auch schon deswegen nicht sehr wahrscheinlich, da in den Wohnhäusern aller dieser Kranken vorher keine Typhusfälle vorgekommen waren. Aufserdem stockte ja gerade in jenen Tagen der Verkehr der Menschen untereinander ganz kolossal: die Schulen waren geschlossen, die Gastwirtschaften und die Geschäftslokale verödet. Das Publikum mied den Ansteckungsstoff, wo es ihn auch nur entfernt witterte, und desinfizierte sich und die Umgebung oft in der übertriebensten Weise. Und trotzdem kamen fortwährend neue Erkrankungen unerklärten Ursprungs vor. Ich möchte diese Art Fälle der Kürze halber als »autochthone Fälle« bezeichnen, ohne damit etwa eine Erklärung andeuten zu wollen. Für die Entstehung dieser autochthonen Fälle gibt es nur zwei Möglichkeiten: entweder die betreffenden Kranken haben sich mit einem aufserhalb des menschlichen Körpers selbständig lebenden Gift infiziert, welches auf irgendeine bisher unbekannte Weise in ihren Körper gelangt ist. Oder zweitens, der Ursprung dieser Fälle ist auf andere Typhusfälle zurückzuführen, von denen aus der Ansteckungsstoff auf indirekten, sehr komplizierten Umwegen zu ihnen gekommen ist, unter Benutzung irgendwelcher belebter oder unbelebter Zwischenträger.

Mag nun das eine oder das andere richtig sein: das Vorkommen dieser autochthonen Fälle zwingt notwendigerweise zu der Annahme, dafs der Typhuskeim unter Umständen längere Zeit ein saprophytisches Dasein führen und auch ohne Trinkwasser sich auf anderen unbekannten Wegen nach den verschiedensten Richtungen und auf grofse Entfernungen ausbreiten kann.

Auch Beobachtungen anderer, die an anderen Orten gemacht sind, führen zu dieser Erkenntnis. So berichtet Gärtner l. c. S. 144 von sechs Typhusfällen, die in einer Irrenanstalt bei Jena 1899 gelegentlich einer Epidemie vorgekommen sind, und gibt weiter an: »Woher die Erkrankungen gekommen sind, ist trotz eifrigster Bemühungen nicht zu erforschen gewesen«. Wenn solche Untersuchungen bei einer geschlossenen Anstalt und noch dazu in einem Zentrum medizinischer Wissenschaft zu keinem Resultat führen, so kann man wohl mit Recht annehmen, dafs die Wege, auf denen der Typhuskeim in das Haus gelangt ist, keine sehr kurzen und direkten gewesen sind.

Ganz dieselben Schwierigkeiten bietet die Erklärung vieler sporadischer Typhusfälle, die sehr häufig hier und da in der Stadt sowohl wie auf dem Lande auftreten, während weit und breit kein Typhus vorhanden war. Für die Entstehung solcher Fälle gibt es ebenfalls nur zwei Möglichkeiten. Entweder das Krankheitsgift lebte in der betreffenden Örtlichkeit saprophytisch, oder es wurde eingeschleppt, dann aber auf unbekannten komplizierten Umwegen; und wieder werden wir zu der Überzeugung gedrängt, dafs der Typhuskeim ein bisher unerforschtes, saprophytisches Dasein führen kann, das für seine Ausbreitung von grofser Bedeutung sein mufs. Wie leicht übrigens unter Umständen Typhus übertragbar ist, auch dafür teilt Gärtner l. c. S. 154 folgende ausgezeichnete Beobachtung mit. »In Frankfurt a. O. war im Sommer 1900 eine kleine Typhusepidemie; einige 30 Typhöse lagen damals im Krankenhause. In demselben erkrankten drei mit der Pflege beschäftigte Personen, 4. ein Mädchen der äufseren Station mit Panaritium, welches verbotswidrig eine an Typhus erkrankte Freundin auf der inneren Station besucht hatte. Die Begrüfsung soll beiderseits eine sehr zärtliche gewesen sein; 5. eine gonorrhoekranke Person, die aus ihrem Zimmer nicht herauskam, der aber das Essen durch ein Dienstmädchen gebracht wurde, welches beim Baden der weiblichen Typhuskranken mit beschäftigt war; 6. dieses Dienstmädchen selbst, aber drei Wochen später, als es die Krankheit an Nr. 5 übermittelt hatte«.

Aus dem Fall 5 und 6 scheint übrigens hervorzugehen, dafs die Krankheit auch durch Gesunde oder doch anscheinend Gesunde übertragen werden kann.

Angesichts aller dieser Tatsachen kann sich wohl kein Mensch mehr der Erkenntnis verschliefsen, dafs der Typhuskeim nicht nur durch das Wasser und direkten Kontakt, sondern auch auf anderen Wegen verbreitet werden und zahlreiche Erkrankungen hervorrufen kann. Denn sonst wären besonders die vielen autochthonen Fälle der Detmolder Epidemie nicht zu erklären. Da ferner diese Wege häufig den Umständen nach durchaus keine kurzen sein können, so sind wir gezwungen anzunehmen, dafs der Ansteckungsstoff mindestens zeitweise ein längeres saprophytisches Dasein in der Aufsenwelt zu führen im stande ist.

Die Erkenntnis dieser Eigenschaften des Typhuskeimes scheint mir deshalb von aufserordentlich grofser Bedeutung zu sein, weil in ihr zugleich ein Fingerzeig für die Lösung des Epidemieproblems zu liegen scheint. Denn es steht meines Erachtens der Annahme nichts im Wege, dafs der Ansteckungsstoff sich auf denselben unbekannten Wegen, die er während der Epidemie gewandelt ist, auch vor Ausbruch der Seuche ausgebreitet und zahlreiche Menschen befallen hat. Unaufgeklärt bliebe dann nur, wie schon erwähnt, sein plötzliches Auftreten.

Welches die Wohnstätten der Typhusbazillen aufserhalb des menschlichen Körpers sind und welche Zwischenträger von ihnen benutzt werden, wissen wir allerdings nicht. Es kommen vielleicht in Frage die Nahrungsmittel, wie Obst, Gemüse etc.; ferner das Geld und schliefslich, aber wohl nicht am unwahrscheinlichsten, die Luft und die in ihr suspendierten belebten und unbelebten Bestandteile. Setzen wir einmal den Fall, der Luftstaub werde von irgendeinem Typhusherd aus eine Zeitlang mit Bazillen beladen, dann wäre es sehr wohl möglich, dafs diese zu gleicher Zeit vielen Personen zugänglich würden und durch allmähliche weitere Ausbreitung eine wochenlang dauernde Epidemie erzeugten. Wir wären aber nicht in der unglücklichen Zwangslage der Wassertheoretiker, annehmen zu müssen, dafs sämtliche Bewohner des Seuchengebietes zu gleicher Zeit infiziert würden, wodurch dann, wie früher auseinandergesetzt, eine auf viel kürzere Zeit zusammengedrängte und erheblich stärkere Typhusexplosion hätte entstehen müssen. Auch die direkten Kontaktfälle, deren Auftreten ja bei der Wassertheorie ganz unnatürlich erscheint, würden erheblich besser in den Rahmen der Epidemie passen.

Übrigens will ich nicht unterlassen, darauf hinzuweisen, dafs Vorgänge von Masseninfektion durch die Luft in der Natur durchaus nicht ohne Analoga sind. Bei den Windblütlern, den Pflanzen, deren Befruchtung durch die Luft vermittelt wird, spielt sich alle Jahre ein solcher Prozefs ab. Tausende von Blütenindividuen werden während einer gewissen Periode mit Pollenkörnern infiziert, worauf sie bestimmte biologische Veränderungen durchmachen; nur sind diese letzteren physiologischer und nicht pathologischer Natur. Der Vorgang selbst ist aber genau so eine Masseninfektion wie die Entstehung einer Epidemie; das Kontagium sind die Pollenkörner und das vermittelnde Medium, in diesem Fall die Luft.

Erinnern will ich auch an das Heufieber, das auf ganz ähnliche Weise entsteht, nur keine gröfseren Epidemien bildet, da die Menschen sehr wenig dafür empfänglich sind.

Doch ich will dieses Gebiet verlassen, um nicht in den Verdacht zu kommen, als wolle ich behaupten, der Typhus werde durch die Luft verbreitet. Das wäre natürlich sehr verfrüht. Ich wollte nur von neuem die Aufmerksamkeit auf eine Verbreitungsmöglichkeit richten, die unter der bakteriologischen Ära sonderbarerweise ganz in Vergessenheit geraten ist.

Bei dieser Gelegenheit möchte ich auch einer Ansicht entgegentreten, der man allenthalben begegnet. Es wird nämlich stets stillschweigend vorausgesetzt, dafs die Eingangspforte der Typhusbazillen die Verdauungsorgane seien und meist mit einem Nahrungsmittel aufgenommen würden. Womit ist das bewiesen? Der Sitz der Erkrankung gibt doch wohl kaum eine genügende Begründung ab. Demgegenüber braucht man sich nur daran zu erinnern, dafs die Lungentuberkulose, die früher ganz allgemein als Inhalationskrankheit angesehen wurde, heute von bedeutenden Autoren (Aufrecht und Behring) auf haematogene oder hymphogene Infektion zurückgeführt wird. Ferner ist durch Versuche von Fr. Schaudinn[1]) im Reichsgesundheitsamt festgestellt worden, was schon von anderer Seite behauptet war, dafs nämlich Ankylostomalarven bei Tieren von der äufseren Haut aus, ohne dafs Verletzungen da sind, in den Darm gelangen und Ankylostomiasis[2]) erzeugen können. Überhaupt kennen wir ja den Infektionsvorgang, d. h. das erste Haften der Krankheitserreger im menschlichen Körper fast bei keiner einzigen Infektionskrankheit, nicht einmal bei den häufigsten, wie Masern und Scharlach. Es ist also mindestens verfrüht, zu behaupten, dafs Typhus lediglich durch Infektion von den Verdauungsorganen aus entstehen kann.

Ein weiteres Problem, welches noch völlig ungeklärt ist, liegt in folgenden Tatsachen. Während lange Zeit der Typhus einen endemischen Charakter hat, nimmt er plötzlich an einer Stelle die epidemische Form an. Unterschiede im Verkehr kann man wohl kaum für dieses verschiedene Verhalten verantwortlich machen, da der zu allen Zeiten an dem betreffenden Ort annähernd derselbe gewesen ist. Die Trinkwasser-

---

[1]) Vgl. D. med. Wochenschrift 1904, Nr. 37.

[2]) Wurmkrankheit.

theoretiker schieben die Schuld auf das Wasser; mit welchem Recht, haben wir im vorstehenden gesehen. Aber abgesehen davon, geben sie ja selbst zu, daſs es auch Epidemien gibt, die nicht durch das Wasser entstanden sind. Woher stammt aber die plötzliche Expansionskraft des Krankheitsstoffes? Mit dieser Frage sind wir denn an den Punkt gelangt, wo meines Erachtens die Ideen Max v. Pettenkofers helfend und aufklärend einsetzen. Nach ihm soll bekanntlich das epidemische Auftreten durch besondere lokale klimatische und tellurische Verhältnisse veranlaſst werden. Ich glaube, nach etwas sorgfältiger Überlegung kann man diese Annahme kaum so verächtlich abweisen, wie es heutzutage teils aus Voreingenommenheit, teils aus Oberflächlichkeit meist geschieht. Denn an der Hand der Tatsachen sind wir gezwungen anzunehmen, daſs der Typhuskeim wenigstens zu Zeiten auſserhalb des menschlichen Körpers längere Zeit leben und sich ausbreiten kann. Er wird also auch in seinen Lebensäuſserungen von seinen Wohnstätten, welche es auch sein mögen, in gewisser Weise abhängig sein. Sollte es wirklich so unwahrscheinlich sein, daſs bei gewissen Veränderungen dieser Ansiedelungsplätze seine Ausbreitungsfähigkeit bisweilen bedeutend zunimmt? Es wäre dies doch wahrlich keine Erscheinung, die in der Natur ohne Analogie ist. Denn auch bei anderen Lebewesen bemerken wir, daſs ihr Vorkommen in verschiedenen Zeiten auſserordentlich verschieden ist. In dem einen Jahr ist z. B. der Erdboden wie besät mit eſsbaren Pilzen, in dem anderen kommen sie nur ganz vereinzelt vor. In dem einen Sommer wächst viel Mutterkorn auf dem Getreide, in dem anderen sehr wenig. Boden und Luft sind offenbar die Faktoren, von denen diese Schwankungen abhängig sind. Warum soll bei den pathogenen Spaltpilzen nicht Ähnliches der Fall sein? Man hat gegen die Bodentheorie eingewandt, daſs man sich nicht vorstellen könne, wie die Bazillen aus dem Boden in den menschlichen Körper gelangen. Aber dieser Einwand ist auſserordentlich schwach; denn mindestens ebenso schwierig ist es, wie wir gesehen haben, die Entstehung der autochthonen und sporadischen

Typhusfälle zu erklären; wenn wir erst einmal wissen, welche Wege die Krankheitserreger bei diesen Gelegenheiten gewandelt sind, wird es auch nicht mehr schwer fallen, ihren Sprung von der Aufsenwelt, sei es der Boden oder sonst ein Medium, auf den Menschen zu verstehen.

Dafs es ein oder mehrere Medien geben mufs, welche den Transport der Krankheitserreger auf gröfsere Entfernungen vermitteln, lehren auch andere Infektionskrankheiten, so die Influenza und die jetzt wieder stark auftretende Meningitis und andere. Denn die zahlreichen, zu gleicher Zeit vorkommenden Erkrankungen bei diesen Seuchen dürften wohl kaum alle auf direktem Kontakt beruhen; und Trinkwasser kommt doch erst recht nicht in Frage. Bei dieser Gelegenheit möchte ich auch nicht versäumen, die Kenntnis einer längst verschwundenen Seuche der Vergessenheit wieder zu entreifsen; ich meine den »englischen Schweifs«, jene unheimliche Krankheit des 16. Jahrhunderts, die in Riesenexplosionen innerhalb weniger Tage oft ganze Städte entvölkerte. So starben in Kopenhagen 1529 zuweilen an einem Tage 400 Personen, und in Augsburg erkrankten bei einer Epidemie desselben Jahres in den ersten fünf Tagen 15000 Personen, von denen 800 starben. Dabei wird die Kontagiosität der Krankheit von den meisten und zuverlässigsten Beobachtern geleugnet. Man sieht also, auch ohne zentrale Wasserversorgung hat es stets Seuchen gegeben, die explosionsartig entstanden. (Vgl. Häser, Geschichte der epidem. Krankheiten.)

Die Pettenkofersche Theorie, die ja leider heute den wenigsten Medizinern näher bekannt ist, begegnet oft den schiefesten Auffassungen. Meist wird auf das Fallen des Grundwassers das Hauptgewicht gelegt und nun zur Widerlegung die Tatsache angeführt, dafs auch bei steigendem Grundwasser hier und dort Typhusepidemien entstanden sind. Diese Beobachtung mag richtig sein, vermag aber den Pettenkoferschen lokalistischen Ideen nicht den geringsten Abbruch zu tun. Denn das Fallen des Grundwassers ist nur als ein Symptom aufzufassen, welches unter Umständen den Schlufs zuläfst, dafs zur Zeit in der betreffenden Örtlichkeit klimatische und tellurische Verhältnisse herrschen, die einer Epidemie günstig sind.

Unsere Detmolder Epidemie spricht auf keinen Fall gegen die Pettenkofersche Ansicht. Denn im Sommer 1904 war hier in der Tat der Grundwasserspiegel enorm gesunken, und zwar erstens infolge der sehr tief in der Erde liegenden Kanalisation, die seit zwei Jahren im Bau begriffen war und sehr viel Grundwasser fortgeführt hatte. Das geht am besten aus der Tatsache hervor, dafs zahlreiche Brunnen versiegt und das Grundwasser aus den Kellern verschwunden war, wo es sonst regelmäfsig zu erscheinen pflegte. An die Kanäle war aber noch kein einziges Haus angeschlossen, da das an der Mündung befindliche Klärbassin noch nicht vollendet war. Den ihr sonst zugeschriebenen bodenreinigenden Einflufs konnte daher die Kanalisation noch gar nicht ausüben. Der Grundwasserspiegel wurde weiter noch abgesenkt durch die enorme Trockenheit des Sommers, von deren Grad die nachstehenden Zahlen das beste Bild geben. In den ersten acht Monaten betrugen die Niederschläge im Jahre 1902 zusammen: 657,4 mm, 1903: 659,9, 1904: nur **448,8** mm. Im Juli allein fielen 1903: 120,6, 1904: **19,2**, im August 1903: 117,6, 1904: **26,7** mm. Also in diesen beiden Monaten ca. je der fünfte Teil von den Mengen des Vorjahres. Demnach konnte also die Beobachtung, dafs Typhusepidemien meist bei fallendem Grundwasser entstehen, auch hier in Detmold in ganz besonders deutlicher Weise gemacht werden.

Hervorheben will ich auch, dafs Erdaufwühlungen, wie sie bei Kanalisationsarbeiten vorgenommen werden, schon mehrfach als Ursache von Typhuserkrankungen angesprochen worden sind.

Schliefslich mag auch noch erwähnt werden, dafs Mitte August, also etwa zwei Wochen vor dem explosionsartigen Ausbruch der Epidemie, tagelang aufserordentlich heifse Stürme von grofser Stärke wehten, die den Staub ganz kolossal aufwirbelten. Es erinnern sich noch viele Leute an diese Erscheinung, da kurze Zeit darauf, am 18. August eine grofse Feuersbrunst in der Nähe ausbrach.

Wie man sieht, sind atmosphärische und tellurische Eigentümlichkeiten im vorigen Sommer genug vorhanden gewesen. Ob sie mit der Typhusepidemie im ursächlichen Zusammenhang stehen, weiſs natürlich kein Mensch, nur muſste ich sie als gewissenhafter Chronist mit erwähnen.

Das einzige, was Licht in das Dunkel der Seuchenlehre zu bringen vermag, sind emsigste Untersuchungen über das saprophytische Dasein der Krankheitserreger. Speziell beim Typhus erscheint es mir von höchster Wichtigkeit, gelegentlich der sporadischen Fälle festzustellen, auf welchen Wegen und wie weit sich der Krankheitskeim unter natürlichen Verhältnissen auszubreiten vermag; woher er bisweilen die Riesenexpansionskraft zur Bildung einer Epidemie erlangt, wird sich dann auch noch aufklären lassen. Nur dürfen nicht immer fanatische Wassertheoretiker und eingeschworene Kontagionisten mit der Erforschung einer Epidemie betraut werden, wie es heutzutage fast immer geschieht.

Daſs auch noch andere Faktoren so besonders die allgemeine Disposition der Bevölkerung bei der Entstehung von Seuchen mit im Spiele sind, ist natürlich sehr wahrscheinlich und besonders von A. Gottstein in einer Reihe von Arbeiten nachgewiesen worden. In einer kürzeren Betrachtung, »Medizin. Klinik« 1905, Nr. 11 zeigt Gottstein, daſs auch die allgemeine Disposition für Typhus einer groſsen Wellenbewegung mit Perioden von mehreren Jahrzehnten unterliegt. Wie sich nämlich aus den dort mitgeteilten Zahlen ergibt, ist der Typhus »auf dem Lande und in den kleinen Städten, wo die alten Miſsstände, die man für die Entstehung dieser Krankheit verantwortlich gemacht hat, fortbestanden, genau so zurückgegangen, wie in den hygienisch gut versorgten Groſsstädten«.

Das Verständnis des Seuchenproblems wird überhaupt meines Erachtens wesentlich gefördert werden, wenn man die Entstehung einer Epidemie als komplizierten biologischen Vorgang auffaſst, dessen Aufklärung immer nur teilweise von der Bakteriologie geleistet werden kann. Heute befinden wir uns noch in viel zu kleiner Distanz von den bisher bekannten bakteriologischen Tatsachen, um richtig beurteilen zu können, welchen Wert sie für die Epidemiologie haben.

Dafs die Bakteriologie auch in Zukunft eine wesentliche Rolle bei der Seuchenforschung spielen wird, ist von den Vertretern der lokalistischen Lehre stets anerkannt worden. So sagt v. Pettenkofer l. c. S. 148: »Die lokalistische Theorie ist keine Gegnerin der Bakteriologie, sondern eine sehr befreundete ältere Macht, welche den Bakteriologen grofse und unbebaute Teile ihres Gebietes anbietet und sie zur Auswanderung aus dem überfüllten kontagionistischen Lager einladet«.

Dafs der Streit zwischen den verschiedenen Theorien nicht nur rein wissenschaftliche, sondern auch eine sehr grofse wirtschaftliche Bedeutung hat, möchte ich hier noch einmal ganz besonders hervorheben. Denn überall, wo eine Typhusepidemie vorkommt, wird eigentlich automatisch das Wasser als der schuldige Teil erklärt, und der betreffenden Gemeinde werden von der Aufsichtsbehörde kostspielige Änderungen der Wasserversorgung auferlegt. Auch hier in Detmold wäre es beinahe ebenso ergangen. Denn wenn die allerdings wohlgemeinten Vorschläge einiger Gutachter zur Ausführung gekommen wären, hätte die Stadt ein Ozonisierungswerk für ca. M. 150000 bauen müssen. Damit wäre wahrscheinlich der wirtschaftliche Schaden, den die Epidemie angerichtet hat, zum völligen Ruin geworden. Zum Glück ist es aber nicht dazu gekommen. Denn die städtischen Behörden haben sich entschlossen, die wenigen Bakterien, die unser Wasser enthält, auch künftig unozonisiert passieren zu lassen.

Ich bin am Ende meiner Betrachtungen. Dafs die Einwände, die ich hier gemacht habe, auf die berufenen Vertreter der Trinkwassertheorie einen nennenswerten Eindruck machen werden, erwarte ich nicht, da doch schon bedeutendere Leute vor mir dieselbe trübe Erfahrung gemacht haben. Selbst v. Pettenkofer hatte Grund zu klagen, dafs man über »seine Einwürfe nur stillgeschwiegen und die Augen zugedrückt habe«.

Trotzdem wage ich auf bessere Zeiten zu hoffen. Vielleicht wird man es einst nicht verstehen, daſs man über die glänzenden Beobachtungen eines Max v. Pettenkofer mit solcher Miſsachtung hinweggehen konnte, wie es heute von Kennern und besonders von Nichtkennern geschieht.

Welche von seinen Ideen bleiben werden, welche Gestalt seine Theorie in Zukunft annehmen wird, ist natürlich vorläufig ganz ungewiſs. Das eine aber ist gewiſs: Über die Trinkwassertheorie in ihrer jetzigen Gestalt wird man einst genau so lächeln, wie man es heute über Max v. Pettenkofer tut.

Anmerkung.

Ich halte es nicht für unangebracht, den Unterschied zwischen Haupt- und Durchschnittsinkubationsdauer etwas genauer auseinanderzusetzen.

Die Durchschnittsinkubationsdauer ist gleich dem arithmetischen Mittel aus allen beobachteten Inkubationsdauern. Angenommen, wir hätten eine Epidemie von 100 Kranken vor uns, die alle an einem Tage infiziert wären. Die Seuche mag am 7. Tage nach der Infektion begonnen haben und innerhalb zehn Tagen abgelaufen sein, und zwar so, daſs an jedem Tage die gleiche Anzahl, also je 10 Personen erkrankten. Wir könnten dann folgende Tabelle aufstellen:

Nach der Infektion erkrankten:

Am 7. Tage	10 Personen	mit zusammen	70 Tagen Inkubationsdauer
» 8. »	10 »	» »	80 » »
» 9. »	10 »	» »	90 » »
» 10. »	10 »	» »	100 » »
» 11. »	10 »	» »	110 » »
» 12. »	10 »	» »	120 » »
» 13. »	10 »	» »	130 » »
» 14. »	10 »	» »	140 » »
» 15. »	10 »	» »	150 » »
» 16. »	10 »	» »	160 » »
Also zus.	100 Personen	mit zusammen	1150 Tagen Inkubationsdauer.

Die Durchschnittsinkubation würde demnach $\frac{1150}{100} = 11,5$ Tage gedauert haben.

Graphisch dargestellt würde die Kurve so aussehen (Fig. 5):

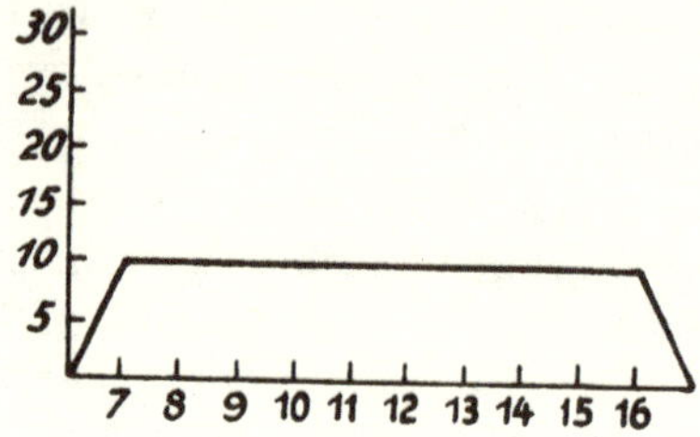

Fig. 5.

Nun könnte man sich aber die Fälle auch z. B. folgendermaſsen über den zehntägigen Zeitabschnitt verteilt denken:

Es erkrankten:

Am 7.	Tage	2	Personen	mit	zusammen	14	Tagen	Inkubationsdauer
» 8.	»	3	»	»	»	24	»	»
» 9.	»	5	»	»	»	45	»	»
» 10.	»	10	»	»	»	100	»	»
» 11.	»	30	»	»	»	330	»	»
» 12.	»	30	»	»	»	360	»	»
» 13.	»	10	»	»	»	130	»	»
» 14.	»	5	»	»	»	70	»	»
» 15.	»	3	»	»	»	45	»	»
» 16.	»	2	»	»	»	32	»	»
Also zus.		100	Personen	mit	zusammen	1150	Tagen	Inkubationsdauer.

Die Durchschnittsinkubation würde demnach auch 11,5 Tage gedauert haben, aber die Kurve würde so aussehen (Fig. 6):

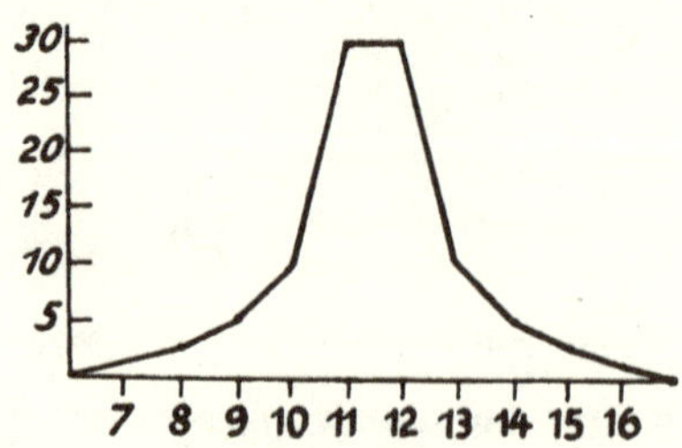

Fig. 6.

Sofort fällt der Anstieg vom 10. bis 13. Tage auf, und man könnte diese Zeit gut als Hauptinkubationsdauer bezeichnen, da während dieser Tage 80 % aller Personen erkrankten.

Während also beide Epidemien die gleiche Zeit dauerten und die gleiche Durchschnittsinkubation ergaben, nahmen sie doch einen ganz verschiedenen Verlauf; denn bei der zweiten war eine Hauptinkubationsdauer von 10 bis 13 Tagen vorhanden, während bei der ersten eine solche überhaupt nicht vorkam.

Ich kann es nicht unterlassen, noch ein drittes Beispiel anzuführen:

Es erkrankten:

Am 7. Tage	2	Personen mit zusammen	14	Tagen Inkubationsdauer
» 8. »	3	» » »	24	» »
» 9. »	3	» » »	27	» »
» 10. »	3	» » »	30	» »
» 11. »	4	» » »	44	» »
» 12. »	5	» » »	60	» »
» 13. »	20	» » »	260	» »
» 14. »	30	» » »	420	» »
» 15. »	20	» » »	300	» »
» 16. »	10	» » »	160	» »
Also zus.	100	Personen mit zusammen	1339	Tagen Inkubationsdauer.

Die Durchschnittsinkubation würde also hier 13,39 Tage gedauert haben, während die Hauptinkubationszeit auf den 13. bis 15. Tag mit 70 % aller Fälle gekommen wäre, wie nachstehende Kurve zeigt (Fig. 7):

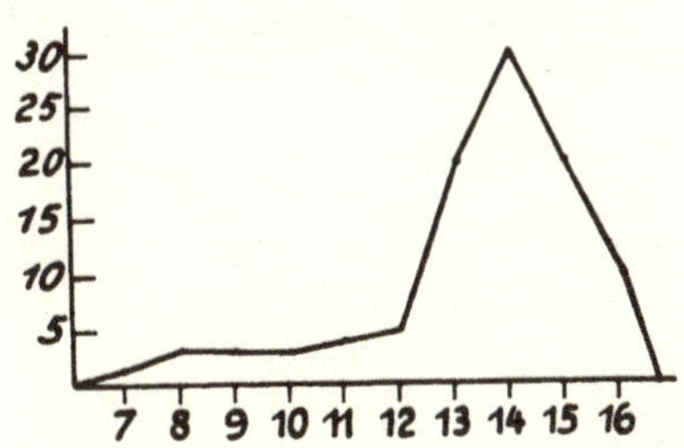

Fig. 7.

Nun fragt es sich, wie die Verhältnisse in Wirklichkeit liegen. Meines Erachtens ist es von vornherein unwahrscheinlich, dafs sie etwa der Kurve Fig. 5 entsprechen werden. Vielmehr ist es erheblich wahrscheinlicher, dafs unter natürlichen Verhältnissen für eine bestimmte Infektionskrankheit die grofse Mehrzahl der Menschen nach annähernd dem gleichen Zeitraum auf die Infektion reagieren werden, dafs es also in der Tat eine Hauptinkubationsdauer gibt. Dafür spricht vor allem die Beobachtung, dafs man in den Fällen, wo man überhaupt die Inkubationszeit feststellen kann, sie häufig annähernd gleichgrofs findet.

Auch der Typhus wird sich kaum anders verhalten. Dafs bei der Detmolder Epidemie die Hauptinkubationsdauer höchstwahrscheinlich 13 bis 18 Tage betrug, glaube ich in meiner Arbeit nachgewiesen zu haben.

www.ingramcontent.com/pod-product-compliance
Lightning Source LLC
LaVergne TN
LVHW042251300926
849161LV00003B/546
* 9 7 8 3 4 8 6 5 6 5 4 8 5 *